新自然主義

解密粒線體 ❷

光優化粒線體

供應95%能量，決定人體自癒力

從量子生物學掌握能量醫學，療癒身心靈

美國脊骨神經醫學博士・功能神經學專家
李政家——著

我們不一定真的缺乏藥物，

而是光營養失衡！

目錄

第2章 能量的樞紐：粒線體

第3章 粒線體的量子通訊：探索量子奧祕的重要關鍵

第4章 光的密碼：揭開人體與光的能量密切關係

第5章 生物光子：人體內部光通訊系統

第6章 解密人體能量運作方式：光・水・磁場的協同共振

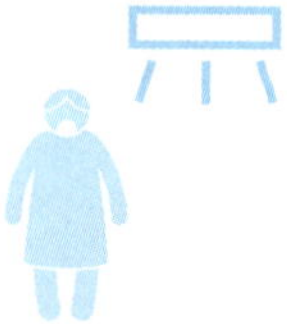

第8章 電磁波與身體頻率：無形的能量干擾者

第9章 能量醫學未來的發展：順勢共振、藥物電子化、光療、量子

下冊內容預告

從量子生物學微觀物理的角度，更深層的解析現代人各種疾病發生的原因，例如，失眠、焦慮、憂鬱、精神疾病、腦部退化、甚至癌症等等常見的疾病。

同時提供預防策略、將科學養生的概念融入日常生活，以及如何藉由活化粒線體來面對疾病的各種處理方式，徹底擺脱現代醫學過度依賴藥物思維的困境，更偏重於生物駭客的實際執行方式。

粒線體：太陽光、月光、星光與整體宇宙磁場的轉化者

你不是只靠食物活著，也靠光、更靠著身體細胞正在看見光在活著！這是一本多麼震撼的書。

陽光、磁場、水、空氣、甚至雷電，都可能在某種程度上被人體接收與轉化，這是生物能量醫學的重要核心之一。這不僅是能量的傳遞，其中更隱含著宇宙意識的傳遞與顯化。而這些密碼都隱藏在人體細胞內的粒線體。在過往，我們對粒線體的認識大都僅止於是人體能量的工廠，殊不知粒線體與光、電、荷爾蒙，乃至量子糾纏，甚至意念意識都有著密切的關係，所以它已跨界到身心靈的整體修持，更不用說是身體健康的修護。

筆者從事身心靈修持的傳播者已有五十多年，經常在講述宇宙意識，法界雲和萬有一如的共振場，如今透過李博士的這本書《解密粒線體②光優化粒線體：從量子生物學掌握能量醫學，療癒身心靈》，更能夠讓我們透過科學的視角探索天人合一的奧秘。

靈性使者邱顯峯

邱顯峯

整體瑜伽的推廣者

反璞歸真，找回生命原動力

在正式介紹這本書之前，讓我先分享幾段不同的故事。

健康養生之道，貴在適度與堅持

故事一：之前我還在花蓮一家區域醫院服務時，有位當時在醫院支援急診掛號的年輕人，年方 20，整整半年，他都擔任急診下半天（傍晚 7 點到隔早上 7 點）的勤務，之後出現多吃、多喝、多尿，體重急速下降等症狀，結果檢查原本正常的血糖竟高達 500 多，嚇得他立馬回歸正常生活型態，積極調養幾個月才恢復健康。

故事二：兩年前某星期三中午，為我按摩的師傅（國內知名的按摩界講師）跟我分享一則新聞，他看到一則世界衛生組織的報導，建議人們除了保持健康生活的型態外，最好能規律按摩，長壽養生。這則新聞讓他頓時重新定義自己的工作價值。

故事三：今年 4 月我到花蓮參加球賽，和另一位精神科專科醫師聊到整合醫學，以健保執業來看，他能給患者的最佳建議是每天去曬太陽，願意這麼做的患者，睡眠、情緒改善的速度，效果比單單服藥的患者快很多。

故事四：這十年來，我習慣用 PEMF（脈衝電磁場治療）來幫助自己午休，往往短短時間就能迅速幫助自己放鬆休息並恢復活力，這也是網壇前球王羅傑・費德勒（ROGER FEDERER）能稱霸網壇多年，絕少被傷痛干擾的祕密武器。

故事五：幾年前在一場學術會議上，一位來自德國的專業臨床講師，他專精內分泌治療及順勢治療，課程中，他認定最經濟直接有效的抗氧化及抗發炎良方在於適度運動。

知行合一，重拾生命原動力

以上提到的實例，答案都藏在這本《解密粒線體②光優化粒線體：從量子生物學掌握能量醫學，療癒身心靈》新書之中，也就是粒線體，我們全身細胞的發電廠。而我執業多年不時應用的功能醫學也非常重視粒線體的指標與保養。

可怕的是，現代人的生活習慣，隨著科技進步與生活的便利，疏忽的飲食、混亂的作息、缺乏規律的運動甚至是被錯誤資訊誤導的營養補充知識，反而都成為粒線體運作的阻礙與殺手，細胞一旦缺乏粒線體效率的產能，正常生理運作焉能不亂？要維持健康當然難上加難。

這本書具備豐富且寶貴的知識及實踐方法，對一般讀者而言，可能知難行易，但不管看懂多少原理，願意按作者為讀者整理出來的方法，嘗試在生活實踐，幫助自己及親友健康長壽，降低慢性疾病、遠離癌症風險應不遠矣。

粒線體的正常運作絕對是現代人想要積極養生的中道，我個人就是這些實用知識的受益者，衷心邀請大家來詳閱本書，知行合一，身體力行，重拾生命原動力，永保安康。

鄭光男

光能身心診所院長

鄭醫師的部落格

量子生物學與能量醫學交會的核心焦點

在我們的細胞深處，潛藏著一座座微型的「能量工廠」——粒線體。它們不僅決定著我們的體力與精神，更深刻影響衰老速度與疾病風險。而光，作為宇宙最純粹的能量形式之一，與粒線體之間存在著精妙的對話：不同波長的光能穿越組織，直達細胞核心，改變電子的流動、調節能量的生成，甚至重啟受損的生命機制。

當這場對話被科學解密，就形成了近年快速興起的前沿領域——光營養與量子生物學。這並非科幻，而是正在發生的醫學革命。量子生物學為我們打開了理解生命的新視角，而能量醫學則提供了應用的橋梁。兩者相遇，便構成了現代人重塑健康的關鍵鑰匙。

自從上一本著作《解密粒線體：李政家博士的健腦科技養生法》出版後，我觀察到華人世界對粒線體健康的關注，已經悄然升溫。國內外許多學者與醫師相繼出版了相關著作，推動了這個領域的知識普及。然而，相較於基因研究在主流醫學的成熟發展，針對粒線體的研究仍處於啟蒙階段。事實上，粒線體的功能與重要性，遠比一般大眾的認知更為深遠。

建立對能量醫學的完整理解

近年來，在美國 Dr. Jack Kruse 等人的推動下，「量子生物學」逐漸走進大眾視野。不同於以生物化學為基礎的傳統生物科學，量子生物學的核心在於探索人體內的各種微觀物理現象，例如光線與人體的互動、電子與磁場在體內的運行，以及這些現象如何影響生命機制。由於粒線體是細胞能量的主要供應者，它自然成為量子生物學與能量醫學交會的核心焦點。本書《解密粒線體②光優化粒線體：從量子生物學掌握能量醫學，療癒身心靈》將從量子物理的科學基礎，延伸到量子生物學的應用，再進一步連結到能量醫學。

我希望讀者能夠以左腦的邏輯推理，結合右腦的直覺洞察，建立對能量醫學的完整理解。天地萬物的運行背後皆有其道理：東方傳統醫學自「道」出發，強調整體與平衡；西方傳統醫學則自「理」出發，追求分析與精準。如果能掌握量子生物學的核心，我們便能更深入理解能量醫學，並精準應用於健康維護之中。

在傳統醫療與能量醫學之間取得合理平衡

這樣的理解，也能幫助我們突破現代醫療「數據化、標準化、中心化」的侷限。人類並非只是生物化學數據的總和，而是具有覺知、與萬物相連的能量個體。每個生命體都有其存在的意義與獨特的使命，因此，追求健康應該走向「去中心化」——每個人都應覺醒，對自己的健康負責，而不是不加篩選地完全依賴主流醫學所提供的訊息。

本書的目的，是希望引導現代人在面對疾病與追求健康的過程中，學會在傳統醫療與能量醫學之間取得合理平衡，而非一味否定其中一方。唯有如此，才能讓身、心、靈的健康達到最大化，真正活出生命的完整與自由。

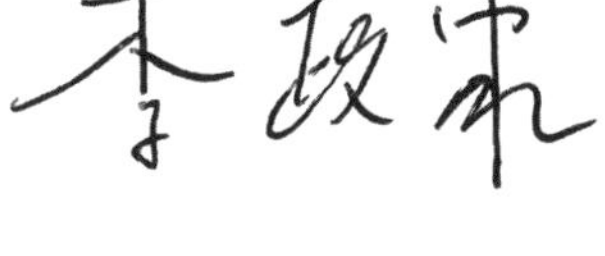

第 1 章

從自然療癒到量子醫學：醫療文明的轉折點

能量醫學中「能量」、「場」、「共振」、精神意念等概念對於自癒力是極其重要，因為真正的療癒是誘發自癒力的能量而非藥物。當今主流醫學忽略人類的自癒力，以及求生意志力的重要性。

你可以在李政家博士的
YouTube 頻道觀看本章重點

1.1 自癒力是維持生命的基石

從生活經驗中我們都經歷了大大小小的疾病，然而並非所有的身體不適都需要吃藥打針。反而大部分的時候好好的休息、睡個好覺，身體就自然的恢復正常了。

以自癒力為中心思想的能量醫學

在新冠疫情期間，為什麼在同一環境中，有些人特別容易感染，有些人卻毫無症狀？其中關鍵在於人體的自癒力（innate power），有生命的個體本身就具有自我療癒的能力，能量醫學就是以自癒力為中心思想，所有的治療都是以誘發自癒力為核心。

例如，對於瀕死虛弱的生命給予妥適的治療，或許可以藉由啟動自癒力而延續生命；但是，任何的治療都不可能讓一塊沒有生命的豬肉起死回生。其中，最重要的關鍵在於只有生命的個體才具有自癒力。

順應自然、借力自然

世界各大文明皆各自發展出對疾病的獨特理解與療癒方式。雖然理論系統與語言有所差異，但這些傳統醫療體系都有一個共通點，就是如何找到有效的方法來誘發自癒力。

例如中醫，透過草藥、針灸、經絡調理，建構出以陰陽五行為基礎的整體論觀點，認為人體是小宇宙，與天地運行息息相關，藉由調和身體小宇宙與外界同頻共振來誘發自癒力；而印度的阿育吠陀則以三元素（風、火、水）為能量結構基礎，結合草藥、冥想、呼吸法、頌缽與音頻共振來啟動脈輪，調整能量流動，來誘發身體的自癒力。

這些傳統療法雖然缺乏現代儀器，但先人智慧與觀察早已指出健康本質是環境節律與人體能量之間的和諧共鳴。也因此，順應自然、借力自然，誘發自癒力才是最根本的療癒。

1.2 現代醫學的崛起與榮光

隨著科學革命與實證主義的興起，近代西方文明快速成長，相信科學已經是普世價值的信仰。然而，在忽略精神意志力因素下，過度分析統計後的預測容易偏離事實。例如，決定球賽的勝負往往是球員在關鍵時刻所表現的精神力量，而不是冷冰冰統計分析。

現代醫學的核心在於對抗疾病

儘管科學統計分析再完善，卻永遠無法量測一個人的意志力。

西方醫學建立在「可測量、可實驗、可重複」的基礎之上。細菌理論、放射線、抗生素與疫苗的出現，的確在20世紀為人類提供對抗傳染病與急症的有效方法，並大幅提升了平均壽命。這套以解剖學、病理學、生物化學與統計推論為核心的醫學體系，成為當前主流，甚至被視為「唯一正統」的醫療模式。然而，這套現代醫學的核心在於對抗疾病而非如何誘發自癒力。

例如，在面對癌症時，主流醫學能提供病人各種對抗癌症的方式，卻忽略了自癒力以及求生意志力的重要性。如果病人沒有求生意志、不信任醫生或是缺乏自癒力時，通常治療效果都不會太理想。因此，會發現即使某種化療抗癌效果很好，但病人因缺乏信心以及自癒能力，導致無法戰勝癌細胞而失去寶貴的生命。

藥物僅能控制症狀，無法根本治療

許多藥物僅能控制症狀，卻無法針對根源進行調整；因此，傳統的醫療對於慢性疾病、癌症，甚至流行病毒的治療效果都不盡理想。

再加上現代醫療產業發展很明顯以商業利益為核心導向，導致科學決策混入市場利益。能量醫學中「能量」、「場」、「共振」、精神意念等概念，對於誘發人體自癒力有極大助益，但卻常被視為非主流，甚至被貼上「偽科學」標籤，而無法進入主流研究與臨床實踐。

根本的原因在於大眾還沒有意識到真正的療癒，是誘發自癒力的能量而非藥物。

1.3 量子物理對醫學的啟示

近年來，大眾對「量子」已經不再陌生。簡而言之，量子是物理學家觀察到微小的粒子，與我們過去瞭解的基礎物理定律完全不同。

瞭解神奇的量子現象，醫學將會有飛躍性進步

關於量子的特性，要先建立重要的認知是電子或是光子，同時具有粒子與波的雙重性。傳統的物理將有形有重量的物質，以粒子的特性套用了牛頓三大定律；另一方面則是將無形的能量以波的特性來描述，例如電磁波、聲波、水波。

關於量子的特性，要先建立重要的認知是，電子或是光子同時具有粒子與波的雙重性。傳統的物理將有形有重量的物質，以粒子的特性套用了牛頓三大定律；另一方面則是將無形的能量以波的特性來描述，例如電磁波、聲波、水波。

但是，在微觀的量子世界卻是有形的粒子與無形的波同時存在，例如電子或者是光子都同時具有粒子與波的特性。既然人體充滿了光子與電子，這些光子與電子都具有既是粒子也是波的雙重特性，這顯示，以往單純利用傳統的宏觀物理來解釋身體是不夠的。

MORE 關於量子的二三事

- **量子疊加**：想像一個開關可以同時「開著又關著」，或者你同時「在房間裡又在外面」——這就是量子疊加的概念。

  雖然我們肉眼看不到「一個東西同時在兩個地方」，這和我們日常看到的世界不一樣，但在人體非常微小的世界裡，像是電子、光子、質子這些小東西，真的有可能「同時處在不同狀態」——這就叫做量子疊加。

  人體也存在著各種量子疊加的例子，像是聞東西靠量子疊加。我們聞氣味，不只是氣味分子黏在鼻子裡。科學家 Luca Turin 指出，當氣味分子進入鼻子時，它的震動會讓電子「跳過一道牆」，而電子可能同時「跳了又沒跳」，就是一種疊加。這可能幫助我們辨別不同的氣味。

- **量子糾纏**：可以簡單的理解為兩顆「心電感應」的粒子，不管相隔多遠，只要其中一顆狀態改變，另一顆會瞬間同步改變，好像牽著無形的線。這種量子糾纏的現象也確實在人體發生了，例如大腦神經元之間的量子糾纏。

  學者 Roger Penrose 與 Stuart Hameroff 根據量子糾纏提出的大腦理論。大腦裡錯綜複雜的微管（microtubules）可能產生量子糾纏，用來傳遞訊號、甚至影響意識狀態。例如，某些神經細胞裡的粒子，可能透過糾纏，更快速或同步地傳遞訊息。

- **量子塌陷**：簡單來說，想像你在玩刮刮樂。在你刮開之前，每一格都有可能中獎、也可能沒中。但當你一刮開（觀察），那一格就變成「有」或「沒有」，而不再是「同時有又沒有」。

這種從「多種可能」變成「只剩一種結果」的瞬間，就叫做「量子塌陷」。對人體而言，量子塌陷就像是你原本有很多可能性，但一旦身體去「觀察」或「決定」，它就變成現實中的一種結果。例如，你做決定的瞬間，也可能是塌陷。

當你在猶豫「吃雞排還是壽司」時，大腦裡其實同時存在這兩個可能性（就像量子疊加）。直到你真的做出選擇的那一刻，這個可能性「塌陷」，你就真的去買了雞排。這代表這大腦起心動念產生意識時，就已經是在量子塌陷的狀態。

自由基電子量子糾纏

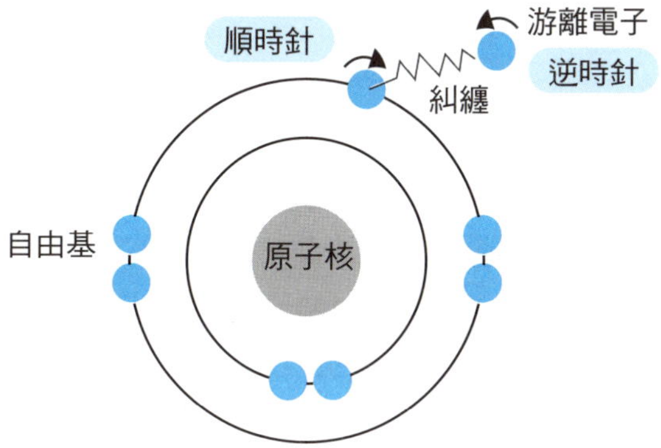
順時針
游離電子
逆時針
糾纏
自由基
原子核

1.4 未來醫學的方向：結合自然與量子

在人工智能 AI 的幫助下，科技將以前所未有的速度飛速發展；但是，如果不能融入能量醫學道法自然的概念，勢必會遇到瓶頸。

從「解剖修復」轉向「能量場調頻」

未來醫學的進展不再僅仰賴更強的藥效或更先進的手術技術，而是要重新定義健康以自癒力為核心的醫療。只有當我們融合傳統對能量流動的理解，與現代科學對微觀粒子與能量場的掌握，充分利用自然的能量，包括陽光、地球的電子與磁場、天然電磁波。才能建立一套真正「全人」、「整合」、「跨維度」的醫療體系。

這將不再只是治療器質病變，而是喚醒身體、意識與靈性層次的自癒潛能。正如現代生物學已從「基因中心論」轉向「系統生物學」；未來醫學也必須從「解剖修復」轉向「能量場調頻」。

1.5 從身體到意識，再到靈性：醫學的終極邊界

療癒不應該只是處理身體的疼痛，心理的疾病同樣可以造成巨大的傷害，然而即使精神疾病的用藥使用率逐年升高，精神科門診還是人滿為患，失眠、焦慮、憂鬱人口節節上升。甚至，我們可以常常在周遭發現各種心理疾病沒有獲得妥善的治療，導致悲劇的發生。

身心靈的傷口，不能再視若無睹

很顯然，現代人失衡的心理狀態是來自於生活環境的改變所引起，藥物治療只能短期壓制症狀，長期使用更容易導致更多後遺症。

環境的改善往往是療癒身心的關鍵。例如，魚缸裡的魚生病了，我們都知道先換水、調整水溫、燈光來改善魚的生活環境，而不是餵魚吃藥。但是，如此顯而易見的道理，對現代人而言卻往往難以接受，改變生活環境立即面對的現實挑戰，工作、金錢、人際關係種種因素都阻撓了改變的動力。

因此，借助藥物來壓制症狀成為最無奈的處理方式。尤其，當身心都處在不好的狀態中，追求靈性的昇華根本就不可能。

從古至今，許多傳統醫學都強調「身心靈一體」；反觀，現代醫學雖發展出神經科學與心理學，但對於「意念如何影響細胞」或「靈性如何調整身體場域」，仍缺乏理論基礎與實驗方法。未來醫學的探索不應該侷限在身體的物理層面，還必須深入大腦意念、心理狀態，甚至靈性與存在的層次。

從粒線體找到修補身心靈的曙光

從粒線體的研究，讓我們找到了瞭解身心靈的破口。粒線體是細胞能量供應者，也就是細胞的發電廠，主要是利用電子、光子、氫離子以及氧氣來製造能量與水分子。整個過程中，粒線體接收光線、電磁波，也發出光子和電子（參見右頁圖），這些在粒線體的電子與光子，讓我們意識到量子的物理現象已經在粒線體發生，並且共振貫穿到全身。

量子物理提供了一個新的可能性框架：量子場陷產生意識，意識透過量子糾纏、量子場、共振頻率等等方式影響全身。

因此，透過曬太陽、接地、呼吸、冥想，養生就不再是老生常談，而是量子物理透過光子、電子、氧氣、量子場陷、量子糾纏真真實實的發生在全身每個粒線體、細胞到全身，甚至共振到群體。

粒線體是能量轉換的關鍵

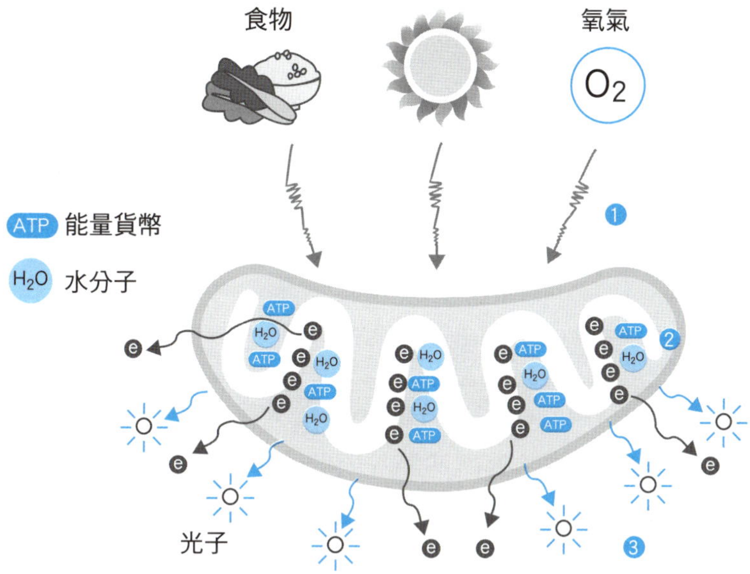
食物
氧氣
O_2
ATP 能量貨幣
H_2O 水分子
1
2
3
光子

1 藉由食物、陽光、氧氣供應電子傳遞鏈作ATP的原料

2 粒線體充電，製造水分子產出ATP

3 釋放光子、電子

1.6 中醫本質就是能量醫學

古人透過對自然界四時變化、天地運行的觀察，逐漸歸納出宇宙萬物的運作規律，進而形成「五行」的概念——金、木、水、火、土的五種不同形式能量的元素。這些元素之間存在著相生相剋的關係，其實反映的正是能量轉換與循環的原理（參見右頁圖）。

每個器官都擁有獨特的能量特性

道家思想認為，人體是小宇宙，而宇宙是大宇宙，兩者之間並非割裂，而是存在著深層的共鳴與連結。因此，中醫便以五行為基礎，將人體的五臟六腑分別對應到金、木、水、火、土的五種能量特質。

每個器官都擁有其獨特的能量特性，例如：

- 肝屬木，木材容易燃燒，但是也代表樹木生機勃勃，同時不穩定的特性容易受環境影響改變生長的方向。
- 心屬火，已經燃燒的火會產生熱能，就像人體的引擎，產生動力啟動生命的運作。
- 脾屬土，主化生；代表可以將食物的能量進行轉換成氣血，提供養分給五臟六腑。
- 肺屬金，主收斂；代表把外擴發散的能量重新聚集。
- 腎屬水，主潤藏；利用水的負電荷把聚集的能量妥善保存。

五行內臟能量相生相剋

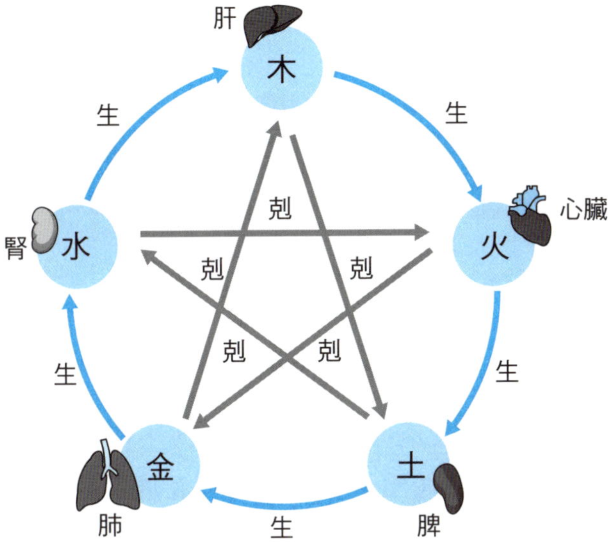
肝
木
生
生
心臟
火
腎
水
剋
剋
剋
剋
剋
生
生
金
土
肺
生
脾

共振能量場反映出生理功能與健康狀態

從物理角度來看，人體的各個層級（包括粒線體、胞器與細胞），皆存在電子流動、微弱磁場、帶電水分子的排列、光子的釋放與吸收，以及具有特定立體結構。這些結構與現象共同產生出獨特的電磁波頻譜與量子訊息，形成所謂的「能量場」。

這些微細的能量場之間會彼此互動，產生共振效應，進而組成更高階的共振體系，對應到不同的組織與器官。每個器官因此擁有一種特有的「共振能量場」，不僅反映其生理功能，也可能影響整體系統的協調與健康狀態。

舉例而言，現代醫學常見的腦波（EEG）與心電圖（ECG）檢測，正是透過感測大腦與心臟活動所釋放出的電磁波強度與頻率，來推估這些器官的功能狀態與健康指標。這些電磁訊號即是器官共振能量場在宏觀層面的具體表現。

因此，不同器官之間的相生相剋關係，其實就是不同能量場試圖在產生更大的人體共振時，器官之間所產生的轉換與調節現象。當能量在器官之間轉換時，就會產生流動，這種流動便是「氣」的本質。

從無形的氣切入，中醫就是能量醫學

氣，是一種無形的能量動力，在身體內部不斷運行。由於這股能量流動有其固定的路徑與規律，因此古人依循觀察與經驗，發展出「經絡系統」的概念。

經絡，就像是一套能量運行的通道網絡，連結著五臟六腑與四肢百骸。氣沿著經絡流動，協調各器官功能，維持身體的整體平衡與健康。不同器官間相生相剋就產生能量之間的轉換，能量在轉換過程中產生了流動，延伸出氣的概念，氣的流動有一定的依循脈胳。因此，進一步推展成經絡系統。也就是人體內部能量（氣）運行的路徑。

無形能量流動的氣，沿著經絡系統在體內運行，維持著五臟六腑的動態平衡。由此可見，中醫其實本質上就是探討人體能量的醫學。

1.7 人體的能量轉換：從宇宙到細胞

在我們的日常生活中，能量以各種形式存在並被不斷轉換。

細心檢視日常生活，能量無所不在

自古以來，人類便學會利用自然界的能量來滿足生活所需，例如燃燒木材產生熱能來取暖或是烹煮食物，利用水的位能推動水車灌溉農田，甚至運用汽油爆炸的衝擊來驅動汽車。

現代文明更進一步，開發出火力、水力、核能與太陽能等各式各樣的發電方式，將自然界的能量轉為電能，家中的電器、工廠的運作都是以電能為主要的能量供應方式，因此電能已經成為支撐著整個人類文明的主要能量形式。

同樣的，在人體內也不斷進行著類似的能量轉換過程。例如，人體可以吸收光線的能量轉換成電子，流動的電子產生磁場，磁場吸引帶電荷的原子。

同時，電子也可以改變水分子的電荷，透過水分子的負電荷附著在全身各個角落，滿滿的負電荷就像一顆充電飽滿的電池，充滿了能量，讓身體運轉更為順暢。

高達 95% 的能量，都來自粒線體的運作

我們的細胞，尤其是粒線體，就像體內的「微型發電廠」，負責把各種形式的能量轉化成細胞使用的能量貨幣——ATP（三磷酸腺苷）。驚人的是，人體約有 95% 的能量都來自粒線體的運作。

粒線體的原料來源並不僅限於食物。雖然大多數人仍然認為只有吃東西才能獲取能量，但這只是部分事實。實際上，自然界中的許多能量形式——包括陽光、磁場、水、空氣、甚至雷電，都可能在某種程度上被人體接收與轉化。

其中最關鍵的，就是電子（electrons）。電子是能量的最小單位之一，而粒線體正是透過一連串的電子傳遞鏈，將這些電子的能量轉換成 ATP。也因此，不論是食物中的碳氫化合物、光線的光子、來自地球的電子，最終的目標都是「如何給粒線體提供可用的電子」。

粒線體的電子轉換能力，決定了能量、健康、自癒力

現代的能量醫學正是建立在粒線體與外界環境的能量互動的基礎上。陽光的照射、地球的磁場、電磁波、空氣中的氧氣濃度、食物的選擇等等因素都會對粒線體造成影響。唯有真正理解粒線體如何接收並轉換自然界的各種能量來源，我們才能開啟對更高階能量形式（如光子、聲波、意識場、量子場）如何影響人體的理解。

總結來說，接觸自然界的六種能量——陽光、舒曼波（參見第 89 頁）、地球磁場、接地效應、空氣負離子與自然聲波，不僅能舒緩

心理壓力，更能從細胞與粒線體層級啟動活化機制，全面促進健康（參見第 38 頁圖示「人體接收各種能量直接或間接進行轉換」）。

這些看似神祕的療癒現象——如光療、針灸、聲療、氣功——其背後都有一個共同的物理基礎：粒線體的電子轉換能力，決定了身體對能量的接收與啟動自癒力，以及維持健康的能力。

MORE 粒線體有一套精密的監控與保養機制

不論是火力發電、太陽能發電或是核能發電產生能量的過程中，都會衍生出排放廢棄物如何回收環保，以及維修保養的問題。例如，世界各國政府也都為如何處理火力發電的空氣污染或是核能發電後的核廢料而頭痛不已。同樣的問題，也發生在有細胞發電廠之稱的粒線體，轉換能量過程中同樣會排放出廢棄物（自由基）造成細胞環境的污染（氧化）。

但是有別於人造發電廠，人類粒線體經過數百萬年的演化，已經發展出一套精密的自由基監控，以及保養回收老舊粒線體的方式。藉著這套保養回收過程來確保細胞最佳的狀態，避免細胞老化與癌細胞生成的風險。

人體接收各種能量直接或間接進行轉化

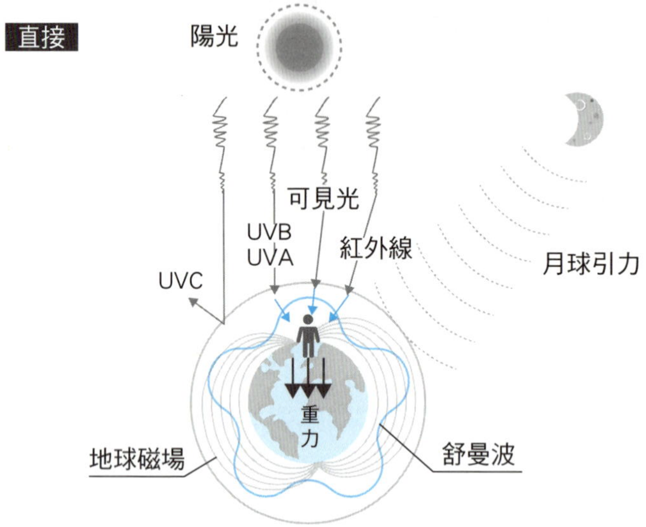

直接
陽光
可見光
UVB
UVA
紅外線
UVC
月球引力
重力
地球磁場
舒曼波

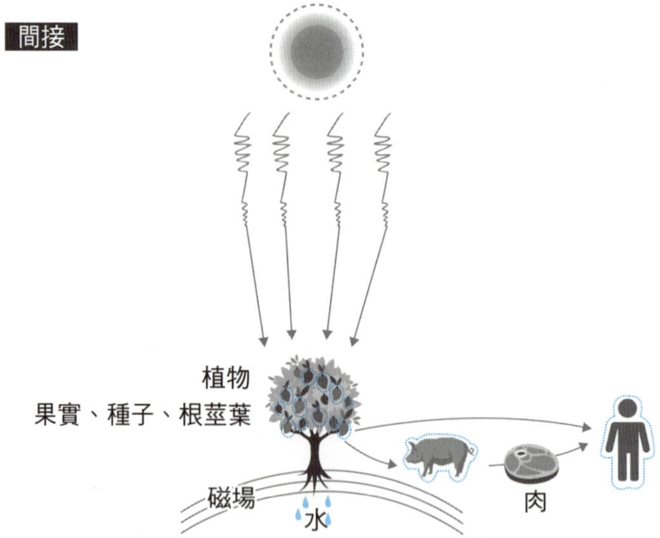

間接
植物
果實、種子、根莖葉
磁場
水
肉

1.8 光：被忽視的生命語言與能量來源

要瞭解能量醫學，就必須對於光有充分的認識。光，是維持生命的基本元素，卻往往被誤解與忽略。

多數人認為光只是「讓我們看得見」，因此，現代社會大力推廣節能照明，採用特定波長的人造光源來取代自然陽光。然而，這樣的取代並不只是「改變光的來源」，而是徹底改變了我們與自然的生理連結，對身體造成了傷害。

陽光是能量與訊息的雙重來源

陽光不只是照明工具，更是能量與訊息的雙重來源。植物經由光合作用吸收太陽能，產出食物，這些食物成為人類主要的能量來源。另一方面，人體直接接觸陽光，也會啟動一連串的生理反應，例如：

- **紫外線 B（UVB）**：刺激皮膚產生維生素 D_3。
- **藍光（460 ～ 480nm）**：抑制褪黑激素分泌、啟動生理時鐘。
- **紅光與近紅外光（600 ～ 1000nm）**：促進粒線體修復與能量產生。

這些來自不同波長光線的生理效應，對荷爾蒙調節、自律神經平衡、免疫與情緒有著深遠影響。

忽略長期曝露在「垃圾光線」之中

現代大部分的慢性疾病都是源自於光線的失調，而不是飲食的問題。現代人長期使用 3C 產品以及室內照明普遍以藍光為主，大量的藍光已經對粒線體造成傷害，再加上缺乏自然陽光中的紅外光與紫外線來平衡藍光所帶來的傷害。

長期曝露在「垃圾光線」中，導致人體生理時鐘錯亂、荷爾蒙失調、自律神經失衡，進而引發睡眠障礙、代謝問題、不孕症、憂鬱焦慮、甚至癌症。

相較之下，大眾對垃圾食物的警覺性高，卻忽略了垃圾光源，這也解釋了為何飲食控制對許多慢性疾病的效果往往不太理想，主要原因來自於更源頭的光線調控、日曬不足的問題。

1.9 人體光纖網路：光子的語言

人體內並不是黑暗無光的空間，而是一個充滿光的生命宇宙。

人體擁有高度組織化的訊號傳遞方式

身體內部各種波長的光子，如同璀燦的煙火，在細胞與筋膜之間四處綻放。這些光子有的來自於外界陽光穿透皮膚與組織，有的則來自身體內部，特別是細胞與粒線體所釋放出的生物光子（biophoton）。

這些微弱但極具秩序的光波，其波長範圍涵蓋約 200 至 800 奈米，跨越紫外線、可見光至近紅外線的頻段。它們並非只是能量的殘留，更是一種高度組織化的訊號傳遞方式，構成了人體內部一套精密的「光子通訊網路」。

藉由光的通訊讓細胞或是粒線體間相互溝通協調，最終達到功能一致性。癌細胞最大的問題就是無法透過光通訊與臨近正常細胞溝通，導致即使附近細胞發出大掃除清理門戶的通知時，癌細胞卻完全不予理會，就像社區拆牽的釘子戶，整個社區的住戶已經撤離了，它還是屹立不搖，更進一步開枝散葉快速擴散。

1.10 人體的量子通道

當我們提到「人體的量子通道」，我們指的並不只是物理結構上的神經、血管或淋巴，而是一種跨越結構、能量與資訊層次的內在網絡。

人體與宇宙共振的可能橋梁

「人體的量子通道」不僅傳遞物質，也可能傳遞頻率、光子、電子、與意識訊息。它們存在於細胞微觀世界，也貫穿全身，形成人體與宇宙共振的可能橋梁。

量子通道是在人體內能傳遞量子等級訊息（如電子、光子、意識場）的生理或能量結構。這些結構不僅支撐物質生命，也可能調節能量場、時間感知、身心狀態，甚至是靈性經驗（詳見第 157 頁的「5.4 人體的量子通訊」）。

1.11 光速意識與時間的幻象

根據愛因斯坦的相對論，時間在物質世界中並非絕對。不同的引力會改變時間流逝的速度。因此，太空中的衛星因遠離地球引力，時間流得更快，這也是我們必須不斷校正其與地球的時間差的原因。

攔截光所承載的意識，人類情緒翻騰湧現

一旦你以光速移動，時間將不再存在。對光速移動的光子而言，沒有過去，也沒有未來，只有無限寂靜的「當下」。

如果光子可承載意識，意謂著光速流動的意識已經跳脫了時間的限制，沒有時間和空間在四度空間自由穿梭。但是，當光進入人體、與物質結構互動，它原本自由無礙、在四維空間穿梭的狀態被減速、駐留。

於是，意識開始「被定位」在這個生命體內——開始有了個體、有了過去、現在與未來。對過去感到哀傷、懊悔，對現狀不滿而憤怒、沮喪，對未知的未來感到焦慮、恐懼。

這些情緒，不過是意識被限制在時間之流中所產生的幻象。如同一台投影機，將三維訊息以光束投射在二維的平面牆上，讓我們可以看見光束上所要表達的訊息。然而，若沒有這面牆，光束只能在三維空間中不斷的向前移動，訊息永遠不會凝固。

在四維的概念中，人體便是這面牆。它暫時攔截下了穿越時空的光所載的意識，使我們的意識能在三維空間中充分的體驗人生。當這面牆終將倒塌，生命結束時，意識將再度與光合一，重返無盡的流動與擴展（參見右頁圖）。

意識突破時空維度，在虛實的世界任遨遊

當我們透過對撓場（參見第 227 頁）（torsion field）與量子場的理解，快速旋轉扭曲的空間產生穿越時空的破洞，便可能讓意識突破現有的時空維度，在虛實的世界任意遨遊。

或許，這也可能解釋了許多我們不能解釋特異功能，隔空抓藥、乩童問病下符咒、玄學治病的現象。那些跨越時空的「神蹟」，也許不再是奇蹟，而是尚未被主流科學接納的高維自然規律。

光速移動下的意識，時間不存在，直到進入人體

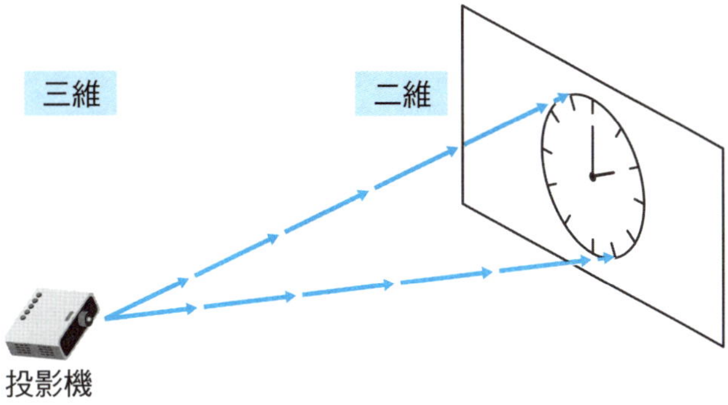
三維
二維
投影機

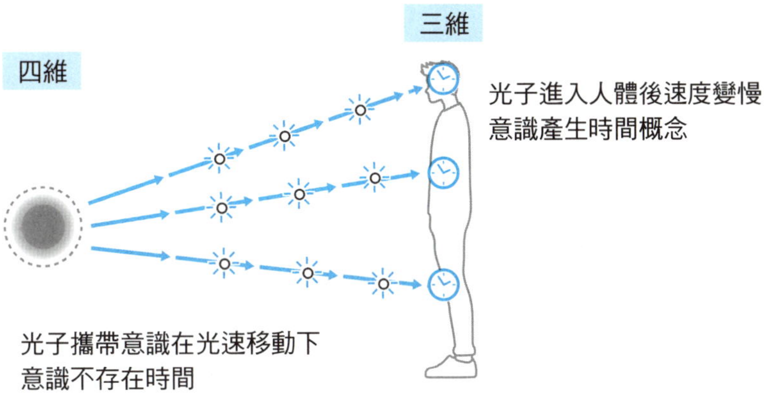
三維
四維
光子進入人體後速度變慢
意識產生時間概念
光子攜帶意識在光速移動下
意識不存在時間

第 2 章

能量的樞鈕：粒線體

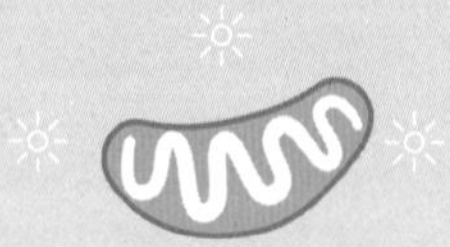

粒線體位於細胞內，是提供細胞能量的主要來源，因此被譽為「細胞的發電廠」，具有高效率的能量轉換的特色。例如，大腦或心臟細胞會根據自身的能量需求，擁有不同數量的粒線體。

你可以在李政家博士的
YouTube 頻道觀看本章重點

2.1 粒線體從何而來？

在地球45.4億年前年輕時期，大氣層不存在任何氧氣，只有甲烷、氨、二氧化碳、氫氣以及水蒸氣。因此，能夠存活的細菌都是屬於不需要氧氣的厭氧菌，也就是最古老的原核生物（prokaryotes）。

粒線體演化的蛻變

原核生物中的藍綠藻，在陽光照射下，進行光合作用製造出大量的氧氣，在幾十億年的過程中大氣層的氧氣濃度從零上升到百分之二十。為了適應氧氣濃度上升的環境，演化出能夠代謝氧氣的真核生物（eukaryote）。

此時，原核生物為了在氧氣濃度上升的環境下，達到最大化產生能量的目的，就與真核生物結合，充分的利用真核生物能夠代謝氧氣產生能量的特性。這些真核生物在植物中就演變成葉綠素，在人體細胞內就是粒線體。

簡單來說，粒線體就是為了細胞代謝氧氣而存在（參見第48頁圖示「粒線體的來源」）。

粒線體的來源

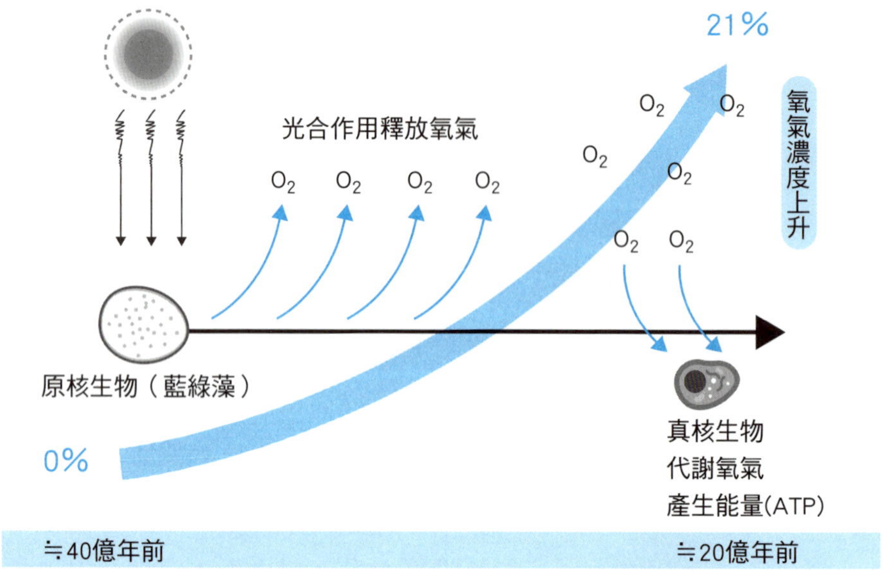

21%
光合作用釋放氧氣
O_2 O_2 O_2 O_2
O_2 O_2 O_2 O_2 O_2 O_2
氧氣濃度上升
原核生物（藍綠藻）
0%
真核生物
代謝氧氣
產生能量(ATP)
≒40億年前
≒20億年前

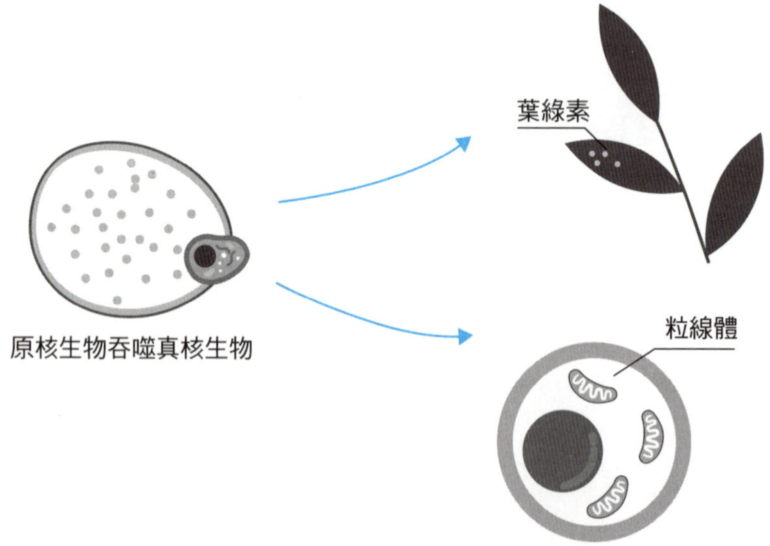

葉綠素
原核生物吞噬真核生物
粒線體

2.2 粒線體：細胞的發電廠

粒線體位於細胞內，是提供細胞能量的主要來源，因此被譽為「細胞的發電廠」。

細胞中的粒線體，如同手機中的電池

細胞根據自身的能量需求，會擁有不同數量的粒線體。例如：大腦細胞需要不斷的傳導神經訊號來維持大腦功能，心臟細胞需要不斷持續跳動，肝臟細胞則負責大量代謝解毒工作，這些細胞都需要大量能量來維持功能，因此通常每個細胞中會含有數百至數千個粒線體。

粒線體對於細胞而言，就如同電池的手機：當電池失效，手機即使功能再強也無法運作。同理，當粒線體無法正常產能，細胞也將失去功能。

粒線體產生能量的過程，關鍵在於其內膜上五個蛋白質複合體的協同運作，稱為電子傳遞鏈（Electron Transport Chain, ETC）。這條鏈條會將營養代謝後的電子傳遞出去，並透過質子梯度驅動 ATP 合成酶產生 ATP，這是細胞能量的直接來源。

因此，若要理解人體能量的來源與調控，必須從粒線體的運作機制開始探索（請參見第 50 頁圖示「粒線體示意圖」）。

粒線體示意圖

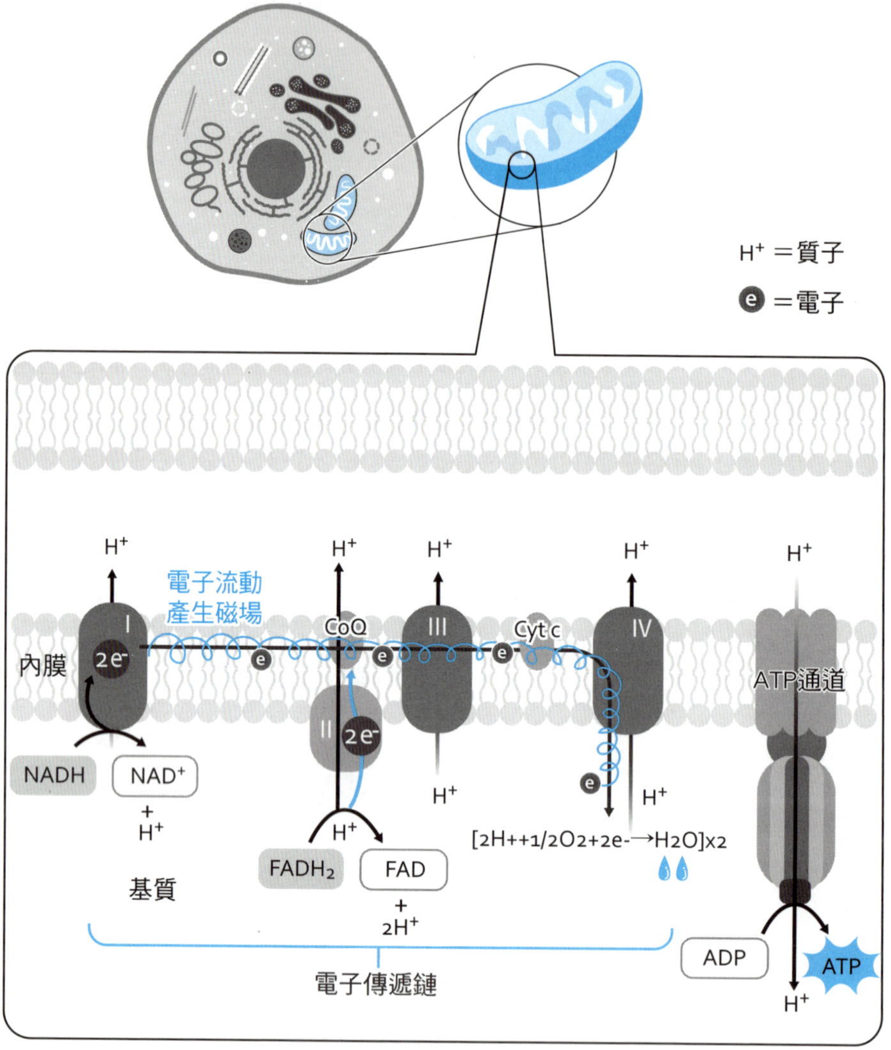

H+ =質子
e =電子
H+
電子流動
產生磁場
CoQ
III
Cyt c
IV
內膜
2e-
II
2e-
NADH
NAD+
+
H+
FADH2
FAD
+
2H+
基質
[2H++1/2O2+2e-→H2O]x2
ATP通道
ADP
ATP
電子傳遞鏈

2.3 粒線體遺傳來自媽媽的媽媽

你知道嗎？其實，人體細胞擁有兩套基因。

推測自己粒線體的遺傳優劣

人體細胞一套來自細胞核的 23 對雙螺旋狀染色體，掌管各種蛋白質的合成，另外一套則是控制細胞能量代謝環狀排列的粒線體基因。

粒線體基因只有 37 個，完全來自母親的基因，其中 13 個基因是與掌管能量代謝有關。科學家推測主要原因可能來自母親的單一基因源頭可以減少基因間的相互衝突，確保遺傳的穩定性。

因此，粒線體的健康與否跟自己的媽媽、外祖母有絕對的關係。透過觀察母親與外婆的健康程度，也可以推測自己粒線體的遺傳優劣。

2.4 粒線體的基因是健康關鍵

越來越多的證據顯示：粒線體基因變異影響粒線體能量產出，是現代絕大部分疾病的源頭。顯然在過去把研究精力只專注在細胞核基因的方向，是有必要做出調整的。

粒線體代謝氧氣且能量產能效率高

為何粒線體擁有一套獨立的基因，依據科學家的推測，粒線體來自於自然界中喜歡氧氣的原核細菌被吞噬進入動物細胞後所形成的。主要有兩個重要的原因：

1. 幫忙細胞代謝氧氣

當細胞曝露在高氧環境時，很容易產生活性氧化物（Reactive Oxygen Species, ROS）也就是俗稱的自由基，例如超氧化物陰離子（O_2^-）、過氧化氫（H_2O_2）和羥基自由基（·OH）。這些活性氧具有高度的氧化能力（搶別人的電子），能夠氧化細胞內的脂質、蛋白質和DNA，造成細胞受損或死亡。因此，藉由粒線體的有氧呼吸不僅可以消耗氧氣、減少自由基生成，同時產生能量。

2. 能量產能效率佳

粒線體是細胞內能量產生效率最高的胞器，其主要能量來源來自於兩大代謝途徑：檸檬酸循環（TCA cycle，又稱克氏循環）與

粒線體產能效率佳，利用檸檬酸循環(TCA)與電子傳遞鏈

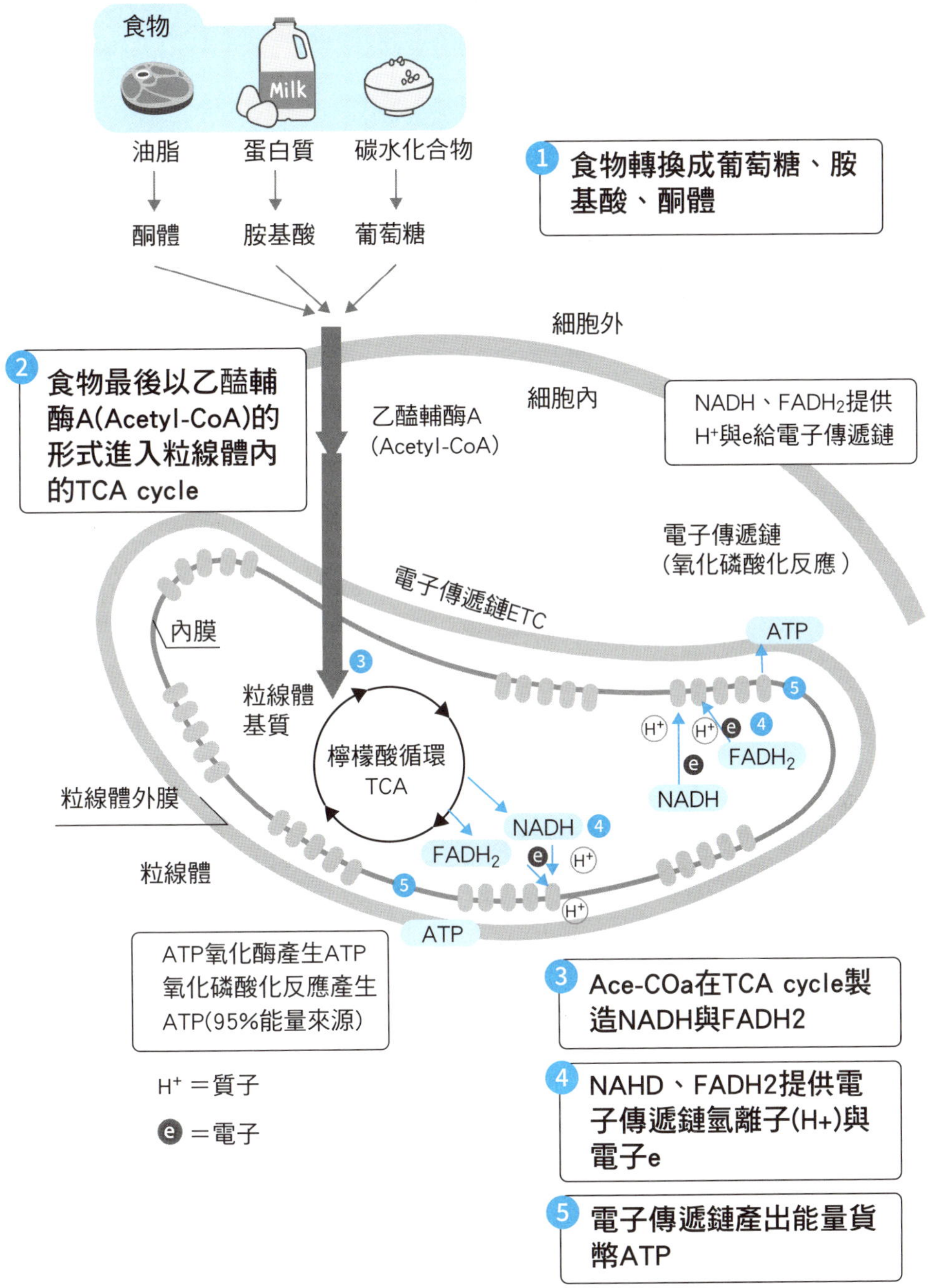

食物
Milk
油脂
蛋白質
碳水化合物
酮體
胺基酸
葡萄糖
1 食物轉換成葡萄糖、胺基酸、酮體
細胞外
細胞內
2 食物最後以乙醯輔酶A(Acetyl-CoA)的形式進入粒線體內的TCA cycle
乙醯輔酶A (Acetyl-CoA)
NADH、FADH2提供H+與e給電子傳遞鏈
電子傳遞鏈 (氧化磷酸化反應)
電子傳遞鏈ETC
內膜
粒線體基質
檸檬酸循環 TCA
粒線體外膜
粒線體
NADH
FADH2
ATP
ATP氧化酶產生ATP 氧化磷酸化反應產生ATP(95%能量來源)
H+ =質子
e =電子
3 Ace-COa在TCA cycle製造NADH與FADH2
4 NAHD、FADH2提供電子傳遞鏈氫離子(H+)與電子e
5 電子傳遞鏈產出能量貨幣ATP

氧化磷酸化反應，（Oxidative Phosphorylation），這兩者都發生於粒線體中（參見第 55 頁圖示「粒線體產能效率佳，利用檸檬酸循環（TCA）與電子傳遞鏈」）。

健康關鍵就是維持粒線體在最佳狀態

當食物經消化分解後，不論是脂肪、蛋白質、或者是碳水化合物，最終都會轉化為乙醯輔酶 A（Acetyl-CoA），進入位於粒線體基質中的檸檬酸循環。該循環過程產生還原型輔酶（NADH 與 $FADH_2$），這些分子攜帶著高能電子與質子（H^+），並將它們傳遞至粒線體內膜上的電子傳遞鏈（ETC）。

電子傳遞鏈經由一連串氧化還原反應，推動質子跨膜轉移，最終驅動 ATP 合酶（ATP synthase）合成能量貨幣——三磷酸腺苷（ATP）。這個過程即為氧化磷酸化反應，是細胞獲取能量的主要來源，提供超過 95% 的 ATP 產量。

粒線體一般被稱為細胞的發電廠，若是從運作的特性觀察很像是一顆超跑引擎，具有高效率的能量轉換的特色，在運轉時內部溫度高達攝氏 50 度。因此，好的燃料、適時補充潤滑劑，有效率的氧氣供應，以及良好的散熱系統、排放廢氣系統，都是維持粒線體在最佳狀態的重要元素。

2.5 能量的關鍵來源：電子傳遞鏈

細胞主要的能量來自粒線體的電子傳遞鏈，故名思義：粒線體利用電子傳遞的過程來產生能量，整個過程稱為氧化磷酸化反應，最後獲得的產物叫做三磷酸腺苷（Adenosine Triphosphate, ATP）又稱為「能量貨幣」。

粒線體產生能量的五大過程

粒線體的電子傳遞鏈（Electric Transport Chain, ETC）如何產生能量——氧化磷酸化（OxPhos）的過程（參見第 56 頁圖示「粒線體電子傳遞鏈」）。

第一複合體（Complex I）：接收 TCA cycle 所製造出的 NADH，得到電子並將質子打入粒線體內外膜空間，同時產生大量的活性氧化物（ROS，即自由基）。

第二複合體（Complex II）：接收 TCA cycle 所製造的 $FADH_2$，獲得電子，同時將質子打入粒線體內外膜空間。

第三複合體（Complex III）：Complex I、II 所釋出的電子利用 CoQ 攜帶進入 Complex III，質子打入粒線體內外膜空間的同時也產生了活性氧化物，此時電子再由細胞色素 C 攜帶到下一站 Complex IV。

第四複合體（Complex IV）：又稱為細胞色素 C 氧化酶（Cytochrome C Oxidase, CCO），本身是屬於以鐵原子為中心的血紅蛋白（Heme Protein）。

粒線體電子傳遞鏈

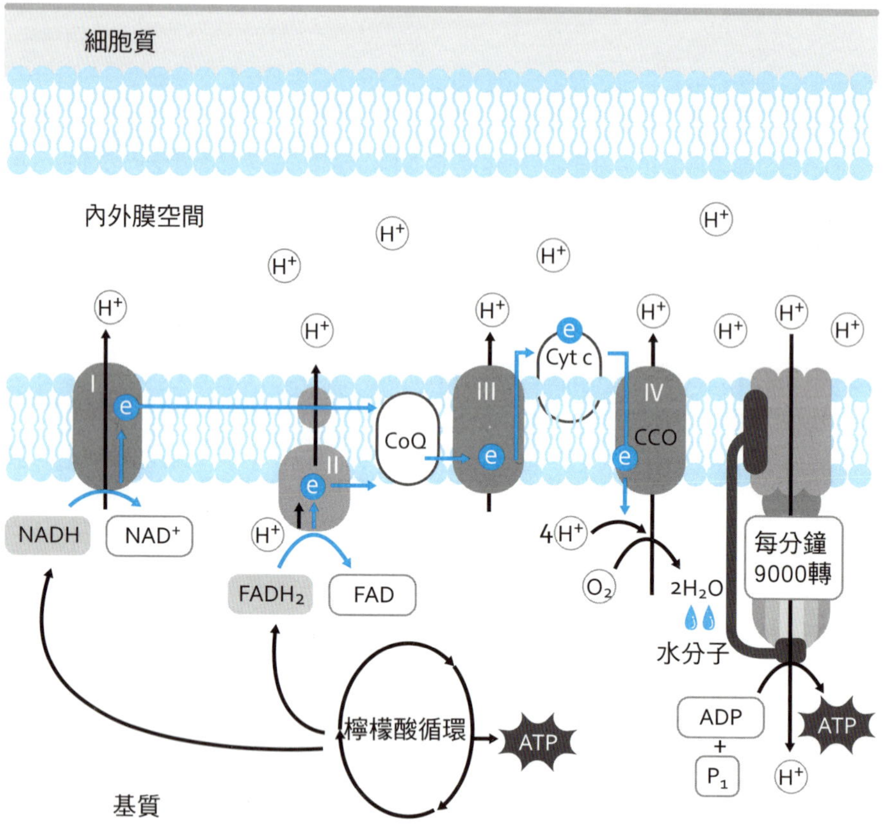
細胞質
內外膜空間
H+
I
e
NADH
NAD+
II
FADH2
FAD
CoQ
III
Cyt c
IV
CCO
4H+
O2
2H2O
水分子
每分鐘
9000轉
ADP
+
P1
ATP
檸檬酸循環
ATP
基質

H^+ ＝質子

e ＝電子

Cyt c：細胞色素C

Complex IV：細胞色素C氧化酶（CCO）

第五複合體（Complex V）：一般被稱為 ATP 合成酶（ATP Synthase），主要的功能是將累積在內外膜空間帶正電荷的質子（H+），透過通道貫穿回到粒線體內部。整個過程產生磁場會造成 ATP 合成酶的高速旋轉（9000 轉 / 分鐘），每次的旋轉就會促使 ADP 結合磷酸形成帶有更高能量形式的 ATP。由於高速旋轉的特性又被稱為奈米馬達（nano-motor），馬達旋轉的速度主要取決於內外膜空間的氫離子數量多寡。

MORE 細胞色素 C 氧化酶（第四複合體）的三大功能

細胞色素 C 氧化酶（Cytochrome C Oxidase, CCO）主要有三大功能：

1. **將質子（H^+）打入粒線體內外膜空間**：藉此來維持電位差，來確保後續有足夠的能量產生 ATP。
2. **製造水分子**：血紅蛋白將所攜帶氧氣釋放並且接收細胞色素 C 所攜帶的電子，將其轉化作用於結合氫與氧形成純淨的水分子，這些水分子因為沒有任何雜質而具有絕緣體的特性。形成粒線體的量子電阻來確保粒線體不漏電，藉此維持了內外膜的電位差（參見圖示第 60 頁「純淨的去氘水分子形成量子電阻」）。
3. **誘發細胞生產褪黑激素**：血紅蛋白釋放的氧氣除了產生水分子，同時也衍生出活性氧化物（ROS），這些活性氧化物形成氧化壓力的訊號，誘發粒線體製造最重要的抗氧化劑——褪黑激素。褪黑激素此時扮演著中和自由基的抗氧化的重要角色。如果粒線體褪黑激素不足時，粒線體的活性氧化物過度累積就形成氧化壓力，造成細胞色素 C（Cytochrome C）釋放進入粒線體內部，啟動粒線體的凋亡反應（Apoptosis）。

2.6 粒線體是人體天然的電容

如果把每個粒線體視為微型電池，人體粒線體的總電荷大約可達到驚人的 -7.5 兆伏特（tetravolts）。從這個角度來看，人體本身確實可視為一座高能量高電容的動態電力系統。

認識驅動奈米馬達的動力來源

從電子傳遞鏈的第一複合體（Complex I）至第五複合體（ATP 氧化酶）過程中，大量質子（H^+）被逐步累積在粒線體的內外膜間空間（inter-membrane space），在這狹窄的 5 奈米的空間內形成 -200 ～ -400mv 的電位差，這個跨膜電位被稱為粒線體的還原電位差（Redox Potential）。這個電位差也是細胞能量產生的核心驅動力，還原電位差越大代表內外膜空間內堆積的質子越多，貫穿第五複合體的壓力越大，產生能量的效率越好（參見右頁圖）。

這個還原電位差就像驅動粒線體這顆微小的奈米馬達的動力來源，決定粒線體合成 ATP 的效率與活性。當電位差的絕對值降至低於 200 mV 時，電子傳遞鏈將無法有效推進，代表粒線體進入功能低下甚至停擺的狀態。這個約 –200 ～ -400 mV 的電壓集中在極小的 5 奈米空間內，換算成每公尺的電場強度，等同於驚人的 3 千萬伏特／公尺（30 MV/m），讓粒線體成為生物體內天然存在的超高能電容體（bio-capacitor）。

質子累積量決定產能效率

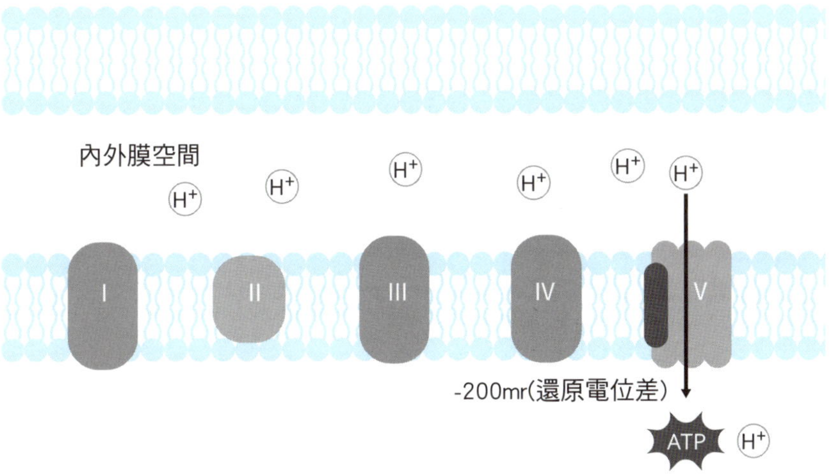

內外膜空間
H+
I
II
III
IV
V
-200mr(還原電位差)
ATP

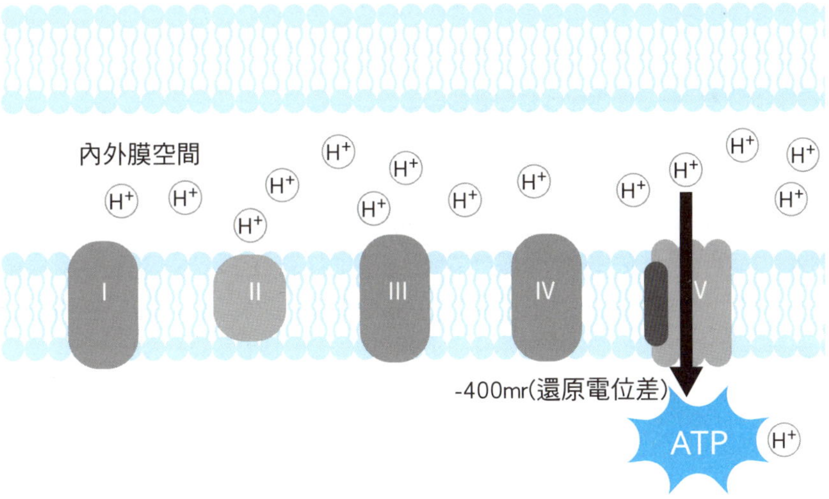

內外膜空間
H+
I
II
III
IV
V
-400mr(還原電位差)
ATP

純淨的去氘水分子形成量子電阻

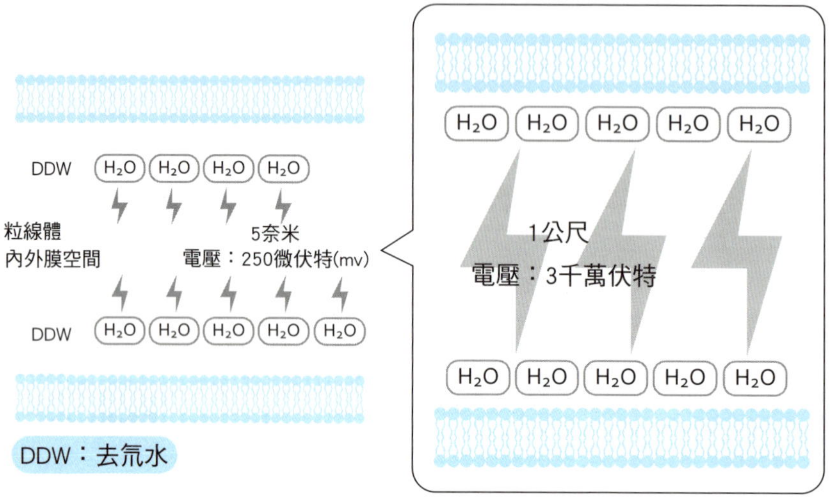

DDW
H_2O H_2O H_2O H_2O
粒線體
內外膜空間
5奈米
電壓：250微伏特(mv)
DDW
H_2O H_2O H_2O H_2O H_2O
DDW：去氘水
H_2O H_2O H_2O H_2O H_2O
1公尺
電壓：3千萬伏特
H_2O H_2O H_2O H_2O H_2O

MORE 粒線體的絕緣機制

要穩定儲存如此高的電荷，必須具備優異的絕緣機制。而粒線體在代謝過程中產生的純淨無雜質去氘水（deuterium-depleted water, DDW），正是天然的電絕緣體之一，有助於維持粒線體膜內電場的穩定性，防止電子洩漏與能量耗損，確保粒線體長期保持高效輸出狀態（參見上圖）。

2.7 增強粒線體效率的策略

演化至今的粒線體，採取增加粒線體內膜皺折、粒線體的轉移、粒線體的融合與分裂等三種模式增強效率。

增加粒線體內膜皺折提升效率

粒線體不僅利用融合來增加產能，同時也會透過增加內膜立體皺折（Cristae）的方式來增加表面積，不僅藉此來增加皺折上粒線體電子傳遞鏈的數量，同時也可以縮短電子傳遞鏈的距離，電子傳遞的效率提升，增加產生能量的效率（參見第 62 頁圖示「皺折越多代表電子傳遞鏈數量越多」）。

粒線體的轉移加碼能量供應

過去我們認為粒線體是固定在細胞內部的細胞器，但近期研究發現，它們其實更像是具備行動能力的「行動電池」。當周遭細胞出現粒線體不足或能量需求增加時，粒線體會主動參與調度，進行跨細胞的移動與支援。

粒線體的融合與分裂

粒線體為了適應外界環境會做出融合（Fusion）以及分裂形式（Fission）的動態調整。當細胞能量需求大時，兩個或多個粒線體

皺折越多代表電子傳遞鏈數量越多

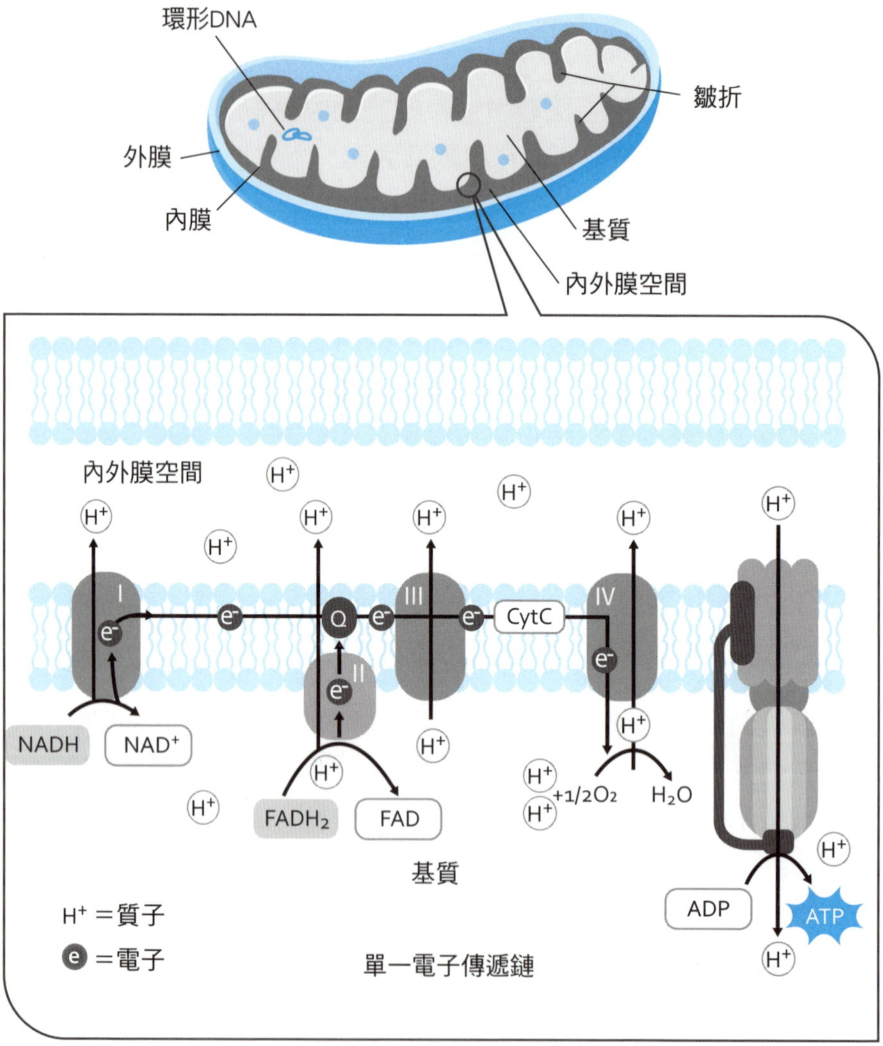

環形DNA
皺折
外膜
內膜
基質
內外膜空間
內外膜空間
H⁺
I
e⁻
Q
II
III
CytC
IV
NADH
NAD⁺
FADH₂
FAD
+1/2O₂
H₂O
基質
ADP
ATP
H⁺ ＝質子
e ＝電子
單一電子傳遞鏈

粒線體的動態變化

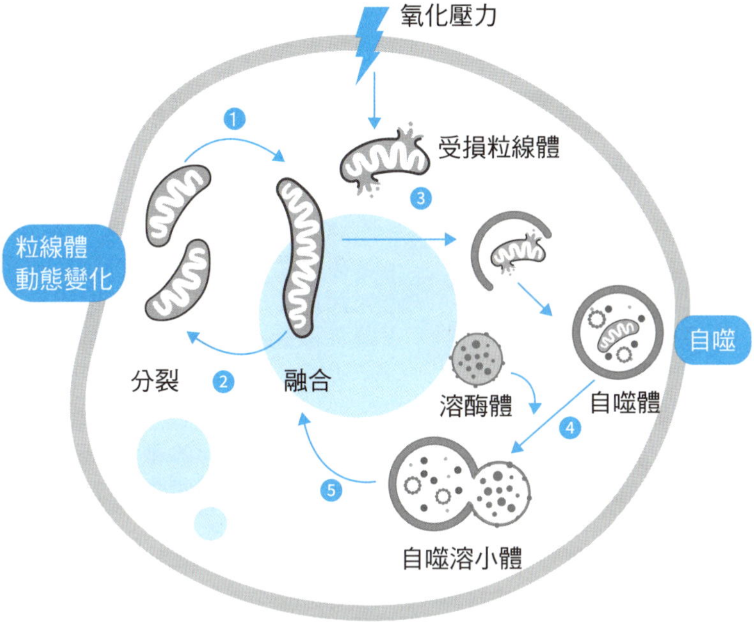

氧化壓力
受損粒線體
粒線體
動態變化
自噬
分裂
融合
溶酶體
自噬體
自噬溶小體
1
2
3
4
5

1. 當細胞能量求增加時，粒線體藉由相互融合增加能量產出
2. 能量需求下降，粒線體老舊時，藉由分裂來控制損害
3. 氧化壓力下，造成粒線體損傷、老化，誘發出自噬反應
4. 粒線體被分解、回收
5. 形成新的粒線體

會藉由相互融合來增加產能，同時也可以藉由融合彌補受損粒線體產能下降的問題（參見上圖）。

當粒線體過度損耗或是老舊，就會利用分裂的機制，將老舊受損的零件集中後分裂，這些老舊分裂後的粒線體會進行自噬反應（mitophage），最後將拆解後的蛋白質回收再利用。

增強粒線體效率的策略

方法	作用原理與說明	作法
提高還原電位差	加強質子（H+）在粒線體內外膜間的累積，提高電位差，增強 ATP 生成動能	①斷食 ②生酮飲食 ③適量運動 ④接地 ⑤吸氫氣
降低電子傳遞鏈水分子黏稠度	減少水分子黏滯，提升電子移動導電效率	①攝取優質水（結構水、礦泉水）②接地 ③曬太陽 ④降低藍光干擾 ⑤補充褪黑激素
增加粒線體皺摺與立體結構	提高膜面積，有助於更多電子傳遞與 ATP 生成	①間歇性高強度運動 ②冷療（冷水澡或冰敷）③斷食 ④熱療 ⑤紅光與近紅外光照射（660~950nm）⑥補充促粒線體營養素 ⑦良好的睡眠品質
誘發粒線體融合	融合可整合粒線體功能，提升穩定性與能量產出	①有氧運動 ②適量抗氧化劑攝取（如 CoQ10）③禁食或間歇性斷食 ④低溫刺激，如冷水澡、冷敷、低溫冥想環境 ⑤充足睡眠、黑暗環境產生褪黑激素
紅光與近遠紅外線照射	刺激 complex IV 產生結構水與褪黑激素，提升導電性與抗氧化力	①使用紅光 / 近紅外光療燈 ②曬太陽，尤其是日出與日落時段

MORE 粒線體的轉移方式

1. **建立奈米通道**：細胞之間會架起類似橋梁的奈米管道（nanotunnel），直接將粒線體傳送給需要的細胞（參見右頁上圖）。

2. **囊泡包裡運送**：粒線體可被細胞膜包裹成囊泡，再釋放至細胞外，由其他細胞吸收（參見右頁下圖）。

3. **直接釋放吸收**：有些細胞會將粒線體直接釋放至細胞間隙，由鄰近細胞吞噬吸收。

4. **細胞融合**：在特殊情況下，兩個細胞會融合，讓粒線體直接進入另一個細胞。

這些靈活的轉移方式不僅有助於健康細胞間的互助支援，也可能被癌細胞利用來延續生存，成為對抗療法的潛在挑戰與研究重點。

粒線體奈米通道

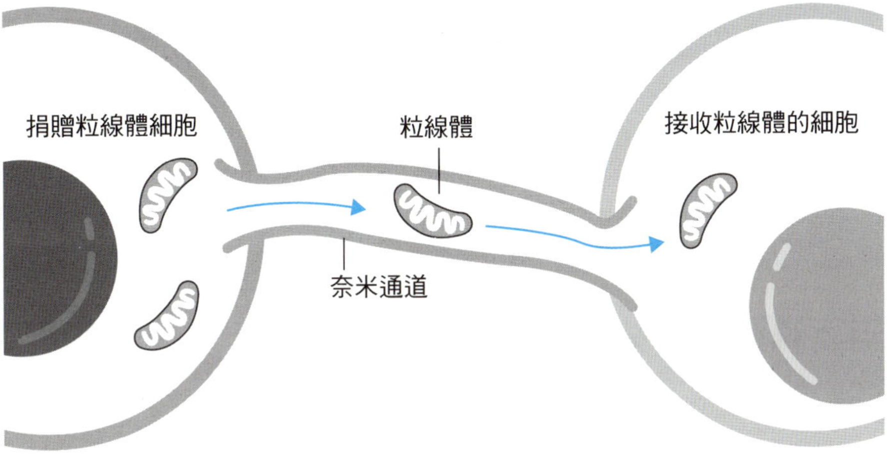
捐贈粒線體細胞
粒線體
接收粒線體的細胞
奈米通道

粒線體囊泡運輸

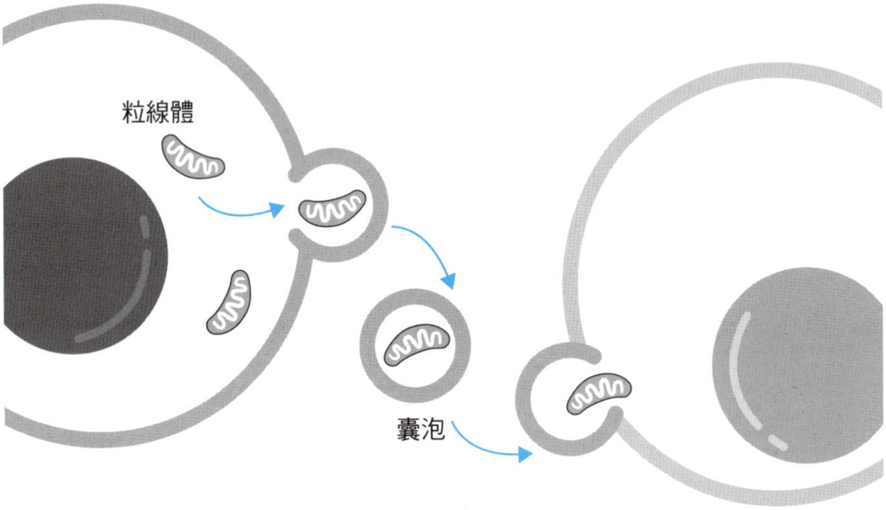
粒線體
囊泡

參考資料

Iorio R, Petricca S, Mattei V, Delle Monache S. Horizontal mitochondrial transfer as a novel bioenergetic tool for mesenchymal stromal/stem cells: molecular mechanisms and therapeutic potential in a variety of diseases. J Transl Med. 2024 May 24;22(1):491. doi: 10.1186/s12967-024-05047-4. PMID: 38790026; PMCID: PMC11127344.

2.8 粒線體退化的主要原因：漏電

當身體面對疾病或是各種外在環境污染造成細胞發炎時，會產生大量的自由基。

阻止粒線體漏電要怎麼做？

如果粒線體處在大量自由基的環境時，不僅需要耗費大量得來不易的電子來中和自由基，甚至粒線體因自由基過多而被氧化，造成粒線體大量的負電荷流失，形成漏電的現象。粒線體電子傳遞鏈產生能量效率下降，同時粒線體 DNA 的變異率也因此升高，這就是粒線體退化現象。

要阻止粒線體漏電最有效的方式是，儘快的導入電子進入粒線體。例如接地、大自然的負離子、運動或是按摩造成骨骼肌肉膠原蛋白摩擦產生壓電效應釋放電子、曬太陽或是照射紅光、遠紅外線產生的光電效應等等方式。

2.9 病毒如何影響粒線體？

當細胞遭受病毒感染時，粒線體會成為首當其衝的攻擊目標。病毒不僅可能直接破壞粒線體內部大量的蛋白酶，也會透過誘發自由基大量生成，引發嚴重的氧化壓力，進而間接損傷粒線體的結構與功能。

當粒線體的能量轉換機制瓦解時

粒線體電子傳遞鏈中的關鍵酵素蛋白，特別是第四複合體（CCO，細胞色素C氧化酶）最容易受損。一旦CCO功能下降，不僅導致電子無法順利傳遞，也使粒線體無法合成褪黑激素（melatonin）這一重要的粒線體內源性抗氧化物質。失去這層保護後，細胞抗氧化能力急遽下降。

此外，當粒線體電子傳遞異常時，水分子的產生也受阻，導致無法在粒線體膜內形成穩定的量子電阻結構，進而產生「漏電效應」，使內外膜的電位差難以維持，最終瓦解粒線體的能量轉換機制。

在這種情況下，粒線體的細胞色素C氧化酶（CCO）血紅蛋白停留在三價鐵（Fe^{3+}）的狀態，失去了有效利用氧氣的能力，反而產生大量活性氧化物（ROS，即自由基）形成氧化壓力，在正常狀況下誘發出凋亡反應（apoptosis）將不能作用的粒線體清除。

病毒持續入侵，粒線體防線失守

若病毒感染持續，將導致粒線體與細胞大規模損傷。為了維持基本的能量供應，細胞被迫啟動「華堡效應」（Warburg effect）※，放棄高效率的粒線體有氧呼吸，轉而依賴低效率的糖解作用產生 ATP。

然而，在這過程中會伴隨大量乳酸的產生與堆積，使細胞內環境逐漸酸化，形成惡性循環。乳酸累積與氧化壓力交互作用，不僅創造了癌細胞有利的生長環境，同時加速粒線體功能衰退與正常細胞老化、突變轉換成癌細胞，進而造成整體身體狀態的惡化。

※ 華堡效應：正常情況下，人體細胞會根據氧氣是否充足，來選擇不同的產能方式。當有足夠氧氣時，細胞會將葡萄糖透過粒線體進行「有氧呼吸」，完整地分解成二氧化碳與水，並產生大量的能量（約 36 個 ATP）。

若細胞處於缺氧環境，像是劇烈運動時的肌肉細胞，則無法使用粒線體進行氧化磷酸化，這時細胞會啟動「糖解反應」（glycolysis）路徑，快速將葡萄糖轉換為乳酸，雖然只產生少量能量（約 2 個 ATP），但能幫助細胞在緊急情況下維持生存。這是一種正常細胞對缺氧的應急代謝模式，可以視為一種「暫時性的華堡效應」。

然而，在癌細胞中，這樣的代謝選擇卻變成了一種常態化、長期化的策略。即使周圍氧氣充足，癌細胞仍偏好使用糖酵解而非粒線體呼吸來產能，這就是著名的「華堡效應」。

科學家發現，癌細胞會透過基因調控（例如活化 HIF-1α、Myc 等訊號），抑制粒線體功能並強化糖解反應的表現，讓細胞可以快速分裂並製造乳酸，營造出有利於癌細胞生存與擴散的微環境。這種代謝路徑雖然效率較低，但反應速度快，而且副產物可用來合成 DNA、蛋白質與脂質，是癌細胞維持快速生長的重要來源。簡而言之，正常細胞只在缺氧時短暫啟動糖酵解，而癌細胞則長期「假性缺氧」，即使有氧氣也選擇糖解反應的代謝方式，將其作為一種生存與擴張的核心戰略。

2.10 吃東西為了什麼？取得熱量，還是獲得電子？

我們習慣以「熱量」來判斷一種食物的價值，但從粒線體的角度來看，真正決定食物能否為人體帶來能量的關鍵，不在於熱量，而是它是否能提供「電子」。

從粒線體視角重新理解飲食

自然界的能量轉換從太陽開始。植物利用光合作用，將陽光能量轉化為化學能，產出葡萄糖與氧氣；動物再以植物為食，將碳水化合物、脂肪與蛋白質轉化為細胞可用的能量。

無論來源為何，這些營養素最後都進入粒線體，透過一連串複雜的代謝反應，釋放電子，進入電子傳遞鏈，最終合成出 ATP（細胞的能量貨幣）。

葡萄糖是最常見的能量來源。當我們攝取碳水化合物後，體內會先將其分解為葡萄糖，經過糖解作用轉化為丙酮酸，再進一步進入粒線體，參與檸檬酸循環（TCA Cycle）與電子傳遞鏈（ETC）。在這個過程中，產生的 NADH 與 $FADH_2$ 將電子傳遞至粒線體內膜上的酵素系統，透過氧化磷酸化作用合成大量 ATP。

2.11 能量排名依序是 脂肪→蛋白質→碳水化合物

對粒線體而言，相較於碳水化合物，脂肪代謝有兩大優勢；此外，蛋白質的代謝路徑也很多元。

粒線體更喜歡脂肪和蛋白質

1. 產能效率遠高於葡萄糖

2. 減少粒線體自由基的產生（因為產出較高比例的 $FADH_2$）

因此，在低碳飲食或是生酮飲食便是利用這兩項優勢，將身體在缺乏碳水化合物時，自動轉換成油脂代謝，增加產能同時減少自由基，大大的優化了粒線體的整體環境。

蛋白質的代謝路徑則更為多元。食物中的蛋白質被分解為胺基酸後，除部分被用來構建身體結構外，也可在能量需求下進入能量代謝途徑。某些胺基酸會轉化為丙酮酸或乙醯輔酶 A，其他則直接進入 TCA 循環，最終都會產生可供粒線體使用的電子與質子的 NADH 以及 $FADH_2$，產能的效率則是介於脂肪與碳水化合物之間。

總結來說，無論是碳水、脂肪，還是蛋白質，它們的最終價值都在於能否「提供電子」給粒線體使用。當我們吃下一口食物，實際上是為了給體內這些「超級引擎」加滿電子燃料。也正因如此，那些有助於電子傳遞效率、提升還原電位差的食物與營養素，才是真正支持健康與活力的關鍵。

比較碳水化合物與油脂的代謝

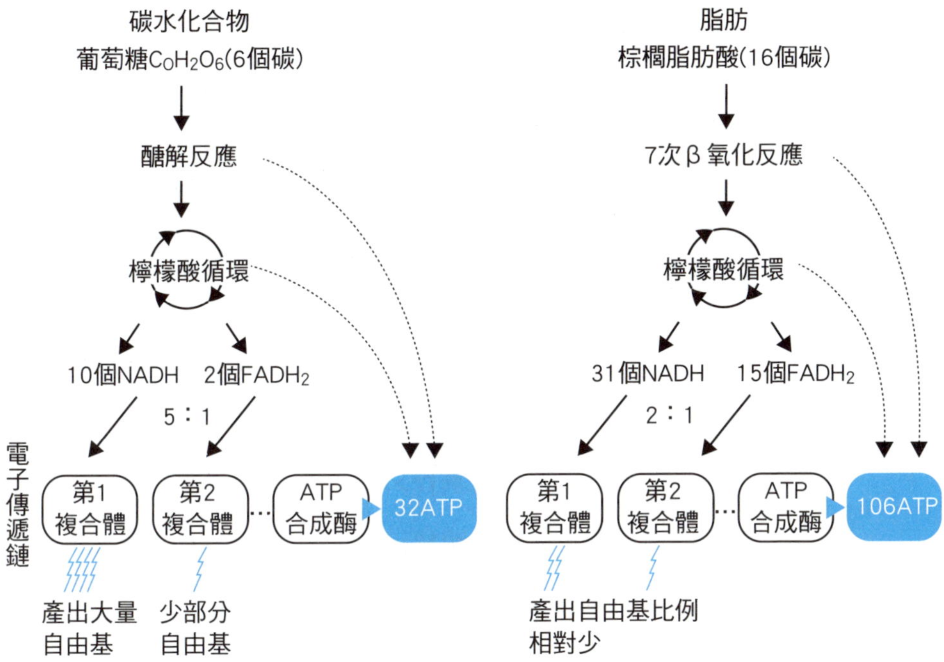
碳水化合物
葡萄糖C6H12O6(6個碳)
醣解反應
檸檬酸循環
10個NADH
2個FADH2
5：1
電子傳遞鏈
第1複合體
第2複合體
ATP合成酶
32ATP
產出大量自由基
少部分自由基
脂肪
棕櫚脂肪酸(16個碳)
7次β氧化反應
檸檬酸循環
31個NADH
15個FADH2
2：1
第1複合體
第2複合體
ATP合成酶
106ATP
產出自由基比例相對少

脂肪透過「β-氧化」的路徑，在粒線體中被分解成一系列的乙醯輔酶 A 與電子載體。

舉例來說，一個由 16 個碳原子組成的棕櫚脂肪酸可產生 31 個 NADH 和 15 個 $FADH_2$，相較於 1 個葡萄糖分子只能產出 10 個 NADH 和 2 個 $FADH_2$，最終這些產出的 NADH 進入電子傳遞鏈的 complex1，$FADH_2$ 則是直接進入 complex2，大量減少的自由基產生。

2.12 褪黑激素：從睡眠激素到細胞守護者

過去，人們普遍認為褪黑激素（melatonin）僅僅是一種幫助入眠的激素。然而，近年科學研究不斷突破舊有理解，我們發現，褪黑激素的角色遠超過「催眠」，它實際上是人體內極為關鍵的抗氧化與生理調節因子，並且與粒線體、免疫系統，甚至抗病毒與抗癌機制息息相關。

高達 95% 褪黑激素來自粒線體，守住前線對抗自由基

褪黑激素的生理功能大致可以分為兩個領域。一是廣為人知的「生理時鐘調節者」：在松果體中合成的褪黑激素，受光線強度控制，在夜間藍光減弱的環境中分泌量上升，幫助人體抑制皮質醇、進入放鬆與修復狀態。這也是為何夜晚避免藍光曝露（如手機、電腦）對睡眠品質特別重要。

但更重要的是另一個領域，近來科學已證實，有高達 95% 的褪黑激素，其實不是來自松果體，而是直接由細胞內的粒線體製造。這些「粒線體褪黑激素」不會進入血液循環，而是就地發揮作用，成為粒線體對抗自由基的第一線防線。

粒線體在產能過程中會產生大量活性氧（ROS），若無法即時中和，容易引起氧化壓力與細胞損傷。褪黑激素此時便扮演著關鍵角色，保護粒線體不受損害，也延緩細胞老化與退化。

褪黑激素抑制病毒複製、蛋白質堆積

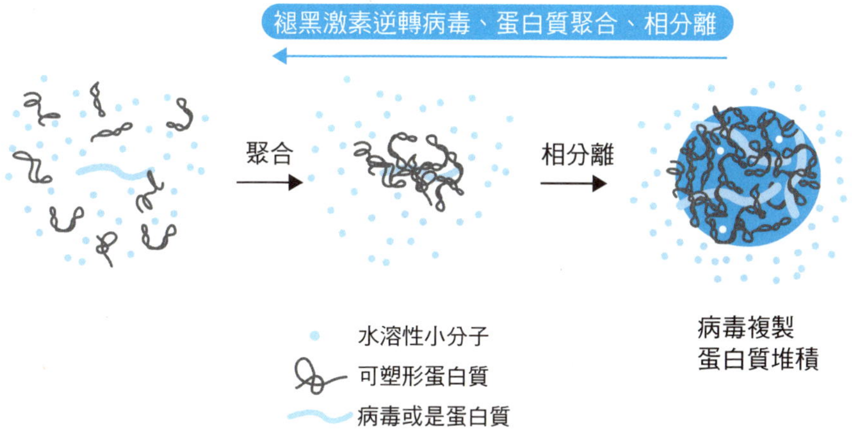
褪黑激素逆轉病毒、蛋白質聚合、相分離
聚合
相分離
水溶性小分子
可塑形蛋白質
病毒或是蛋白質
病毒複製
蛋白質堆積

具備調節代謝、抗病毒、防失智的潛力

褪黑激素也具備調節代謝的潛力。例如在癌細胞偏好使用快速獲得能量的糖解代謝路徑（Warburg effect）中，褪黑激素能有效抑制這種無氧發酵途徑，反而促進粒線體有氧代謝，減少乳酸堆積，提高細胞效能與治療反應。

在病毒感染方面，褪黑激素也展現出高度潛力。有研究指出，褪黑激素可與多個水分子形成帶有強負電性的複合體，使細胞內液體的黏稠度降低，稀釋了病毒的濃度，進而干擾病毒在高密度環境中的相分離與複製過程。這項特性也曾在 COVID-19 疫情期間受到國際高度關注（參見上圖）。

此外，褪黑激素有極強的穿透能力與脂溶性，能輕易穿越血腦屏障，在腦部扮演神經保護因子的角色。研究顯示，透過與水分子結合帶負電荷的特性，褪黑激素可預防蛋白質錯誤折疊與堆積，有助於延緩阿茲海默症與帕金森氏症等神經退化性疾病的發展。

褪黑激素的合成機制

那麼，人體是如何合成褪黑激素的？它的合成路徑是由色胺酸經由血清素，最終轉化為褪黑激素。這條路徑需要維生素 B_6 作為關鍵輔酶。

日間光照中的藍光會刺激血清素合成，為夜間褪黑激素製造打下基礎；而紅光與近紅外線則可刺激粒線體內的第四複合體（細胞色素 C 氧化酶），讓粒線體轉化血清素為褪黑激素，完成局部抗氧化功能。簡單來說，白天的陽光累積血清素，夜間紅光協助轉化為褪黑激素，這是一套細膩且高效的「光控抗老系統」。

櫻桃、堅果富含褪黑激素

維持正常的褪黑激素分泌，必須仰賴日夜節律的穩定、腸道菌相的健康，以及良好的營養攝取。益生菌不僅參與色胺酸與血清素的合成，也與褪黑激素的含量密切相關。此外，像櫻桃、香蕉、堅果、燕麥等食物，皆富含色胺酸或褪黑激素本身，是日常生活中天然又安全的補充來源。

在補充方面，多數市售劑量集中在 0.3 ～ 3 毫克，可作為短期助眠或時差調整之用。若需進行更深層的抗氧化或抗發炎調理，部分研究建議使用 5 ～ 20 毫克；而在癌症輔助療法、COVID-19、重症發炎等領域，則有使用 40 ～ 100 毫克以上的案例。不過，仍建議高劑量使用應諮詢專業醫師，以避免潛在副作用，例如白天嗜睡、頭暈、情緒波動等。

推薦飲食來源

櫻桃（特別是酸櫻桃）	天然褪黑激素來源
香蕉	含色胺酸與維他命B_6，幫助合成褪黑激素
燕麥	含色胺酸、B_6及少量褪黑激素
葡萄、番茄	提供少量天然褪黑激素
堅果（核桃、杏仁、開心果）	含褪黑激素及鎂，幫助放鬆
牛奶	色胺酸來源，助眠
鳳梨	可提升褪黑激素濃度
蛋、雞肉、魚、全穀類	提供完整色胺酸與輔助營養素

值得一提的是，體內粒線體所產生的褪黑激素，並不會反映在血液濃度中。因此，當研究發現高濃度補充劑可直接進入粒線體與細胞核中執行保護任務，支持高劑量使用的科學呼聲也漸漸興起。美國德州大學神經內分泌學教授 Russell Reiter，即是這一領域的重要推廣者。以下是參考 Reiter 教授，依據不同狀況的建議劑量。

不同用途的褪黑激素用量建議

應用領域	建議劑量	說明
癌症輔助治療	40 ～ 100 mg/day	抑制癌細胞增生、保護正常細胞
COVID/Long COVID	10 ～ 80 mg/day	抗發炎、調節免疫、改善睡眠與慢性疲勞
神經退化（如帕金森、阿茲海默）	10 ～ 40 mg/day	保護神經元、抗氧化
重症發炎（敗血症等）	50 ～ 100 mg/day（IV 更高）	用於急性抗發炎作用

高劑量褪黑激素的應用情境

劑量區間	一般用途	備註
0.3 ～ 3 mg	助眠、調整生理時鐘	常見市售劑量
5 ～ 20 mg	更深層次抗氧化、免疫調節	國際研究用於臨床試驗
40 ～ 100+ mg	癌症輔助治療、重症發炎調節	屬於高劑量，需專業指導使用

參考資料

Lin et al., Journal of Pineal Research, 2021: Demonstrated that melatonin disrupts SARS-CoV-2 N protein LLPS in vitro and reduces viral replication.

Tan et al., 2020: Proposed melatonin as a therapeutic candidate due to its anti-inflammatory and LLPS-modulating properties.

Wang, Z., Xu, G., Gao, Y., Zeng, X., & Yang, Z. (2020).

Melatonin alleviates tau aggregation and tau-mediated cytotoxicity via inhibiting phase separation.

Biochemical Pharmacology, 178, 114045.

https://doi.org/10.1016/j.bcp.2020.114045

Reiter, R. J., Rosales-Corral, S. A., Tan, D. X., Acuña-Castroviejo, D., Qin, L., Yang, S. F., & Xu, K. (2013).

Melatonin, a full service anti-cancer agent: Inhibition of initiation, progression and metastasis.

Journal of Pineal Research, 55(3), 259–266.

https://doi.org/10.1111/jpi.12075

Gao, Y., Li, T., Li, H., Wang, J., Zhang, M., & Zhang, Z. (2021).

Agomelatine prevents amyloid plaque deposition, tau phosphorylation, and neuroinflammation in APP/PS1 mice.

Frontiers in Aging Neuroscience, 13, 766410.

https://doi.org/10.3389/fnagi.2021.766410

Tan DX, Manchester LC, Reiter RJ, et al. "Significance of Melatonin in Antioxidative Defense System: Reactions and Products." Biol Signals Recept. 2000.

Cardinali DP, Hardeland R, et al. "Melatonin and the pathophysiology of COVID-19: A review." Life Sci. 2020.

2.13 粒線體補充全攻略

粒線體是細胞內的「能量工廠」，負責合成 ATP，為全身提供生命運作所需的能量。一旦粒線體功能受損，可能導致疲勞、腦霧、代謝變慢、免疫失衡，甚至加速老化與疾病進展。

從基礎能量到神經保護的營養策略

幸好，科學研究已證實，多種天然營養素能有效支持粒線體的功能，協助能量生成、抗氧化修復，並促進粒線體新生。不僅補充劑能發揮作用，日常飲食中也蘊含許多有助粒線體健康的關鍵成分。

不過在補充營養品前，仍建議先諮詢具專業背景的醫師或營養師，以確保安全與適合個人狀況。

粒線體營養補充三大核心策略

1. **強化電子傳遞與 ATP 產能：**透過補充 CoQ10、ALCAR、甲基藍等，提高粒線體能量製造效率。
2. **促進粒線體新生與修復：**補充 NMN、PQQ 等，活化粒線體新生機制，增強細胞活力。
3. **抗氧化與穩定粒線體環境：**ALA、鎂、甲基藍等可清除自由基、穩定粒線體膜，減少能量流失。

七大常見粒線體營養素與作用機轉（含食物來源）

1. 輔酶 Q10（CoQ10/Ubiquinol）

作用：電子傳遞鏈核心成分，促進 ATP 合成與抗氧化。

食物來源：深海魚（鮭魚、鯖魚）、肝臟、牛肉、花椰菜、芝麻、堅果類。

2. 乙醯左旋肉鹼（ALCAR）

作用：攜帶脂肪酸進入粒線體，協助能量產生。

食物來源：紅肉、羊肉、乳製品、雞肉、鱈魚。植物來源極少，因此常需額外補充。

3.NAD⁺ 前驅物（NMN/NR）※

作用：NAD^+ 是粒線體能量代謝的關鍵分子，它在體內會轉化為 NADH，提供電子與質子（H^+）給粒線體電子傳遞鏈，推動 ATP 生成。

當粒線體缺乏 NAD^+ 時，代表電子傳遞鏈停留在假性缺氧 ※ 反應的狀態（pseudohypoxia），即使有足夠的氧氣供應還是無法感知氧氣，導致切換成糖解反應的無氧代謝方式。

※NMN（Nicotinamide Mononucleotide，菸鹼醯胺單核苷酸）

NR（Nicotinamide Riboside，菸鹼醯胺胺核苷）

NAD+（ Nicotinamide Adenine Dinucleotide，氧化型菸鹼醯胺腺嘌呤二核甘酸）

假性缺氧（pseudohypoxia），在粒線體以鐵原子為中心血紅蛋白，由於一直停留在三價鐵的狀態無法轉換成二價鐵，導致無法利用二價鐵將氧氣攜帶到電子傳遞鏈，無法有效提供製造水分子與 ATP 的原料。因此，累積大量無法被代謝的氧氣很容易的被轉化成活性氧化物，對粒線體與細胞形成氧化壓力，加速老化。

同時，NAD^+ 也是啟動長壽蛋白（如 Sirtuin 家族）的必要因子，能參與 DNA 修復、抗老化與粒線體新生過程。

食物來源：毛豆、酪梨、綠花椰菜、黃豆、牛奶、番茄等含微量 NMN 或菸鹼醯胺類物質，但濃度遠低於補充劑所需。

4.PQQ（吡咯喹啉醌）

作用:刺激粒線體新生路徑（PGC～1α），誘發新的粒線體生成。

食物來源：發酵食品（納豆）、奇異果、菠菜、綠茶、豆類、胡蘿蔔。

5. 硫辛酸（ALA）

作用：協助醣類代謝、抗氧化並再生其他抗氧化物質。

食物來源：動物內臟（肝、腎）、菠菜、甜菜、馬鈴薯、番茄。

6. 鎂（Magnesium）

作用：(1) 所有 ATP 產出後必需鎂結合才能啟動。

(2) 透過鎂可以避免粒線體流入大量的鈣離子造成膜電位上升，進而導致粒線體凋亡。

(3) 穩定粒線體膜電位保持細胞活性。

食物來源：南瓜子、杏仁、腰果、深綠色葉菜、香蕉、黑巧克力、藜麥、燕麥。

7. 甲基藍（MethyleneBlue）

作用：甲基藍，俗稱紫藥水，具有高度的還原力。經常被使用於急性中毒時的還原解毒劑，例如高鐵血紅蛋白症，血液中充滿無法攜帶氧氣的三價鐵蛋白，造成身體細胞缺氧，甲基藍的還原性可以將三價鐵轉換為二價鐵。或者是一氧化碳中毒時，可以中和一氧化碳的毒性。主要作用於粒線體，當電子傳遞鏈被過度氧化時，甲基藍攜帶電子跳過電子傳遞鏈 Complex I~III，直接將電子送至 Complex IV，提升能量與減少自由基。

食物來源：無（此為實驗室合成之特殊分子），需以醫療級純度使用。慎選來源並嚴控劑量。

第 3 章

粒線體的量子通訊：探索量子奧祕的重要關鍵

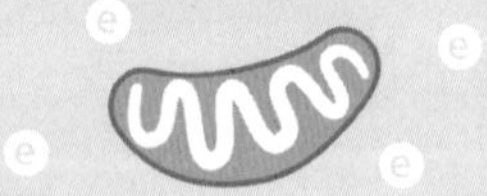

粒線體從「細胞發電廠」搖身一變成為科學家想深入探索的對象。像是粒線體如何像煙火般釋放光訊號，以及結構水是如何與地球同頻共振，甚至如何利用量子糾纏在生命體中如何搭起無形的橋梁。

你可以在李政家博士的
YouTube 頻道觀看本章重點

3.1 粒線體的光通訊：煙火般的傳訊

想像細胞內數以千計的粒線體彼此交談，就像在黑暗中燃放小型的煙火傳遞訊號一般。

細胞會自己發光，釋放出「光子訊息」

Eva, M 等科學家發現，粒線體確實能釋放極其微弱的光子（Ultraweak Photon Emission, UPE），作為一種細胞內的通訊方式。例如，近期的實驗將兩組隔離的粒線體置於彼此相鄰但沒有任何化學接觸的環境中，結果發現當一組粒線體受到壓力時，另一組粒線體會呈現相互呼應的反應，導致耗氧速率也隨之改變。

有趣的是，這種非化學的影響在黑暗中消失，只有在有環境光存在時才出現，顯示粒線體之間的「無線通訊」可能就是透過微弱的光訊號進行。

事實上，自從 1920 年代古爾維奇（Alexander Gurwitsch）發現洋蔥根尖能透過石英隔板傳遞某種看不見的訊號影響細胞分裂以來，就有科學家提出細胞可能透過內在發出的微光來交流。

雖然這些光子如螢火蟲般微弱（每秒每平方公分僅 1 ～ 1000 個光子，波長約 200 ～ 800 奈米），但由於粒線體是活性氧化物（ROS）以及活性氮化物（RNS）自由基的主要產生者，在自由基產生的過程中不僅會釋放電子，同時也會因為能量位階的變化而發射出光子，因此被視為細胞內這種自發光的主要來源。

換言之，粒線體在產能之餘，也會釋放出「光子訊息」，就像一場細胞內的小型煙火表演，可能向周圍傳遞代謝狀態的訊息。

MORE 粒線體訊號的傳播、自噬、凋亡

訊號的傳播是粒線體另外一個重要的功能，粒線體正常運作下會有漏電的現象而產生自由基，代表自由基產生同時會釋出光子與電子。

由於不穩定的自由基少了一顆電子，具有急欲搶奪別人電子讓自己穩定的需求，同時也透過本身產生的磁場向周圍粒線體傳播了搶奪電子欲望（氧化壓力）的訊息。當周圍粒線體感受到自由基的氧化壓力，也會根據狀況集體採取一致的應對策略（參見右頁圖）。

例如，當粒線體感受到自由基的氧化壓力時，便啟動自噬，回收老舊的粒線體蛋白質，若是氧化壓力過於巨大就直接開啟凋亡反應，促進粒線體的再生。粒線體透過自由基產生氧化壓力產生網路性擴散的連動方式達到了彼此間訊號的溝通。

反之，當粒線體彼此間溝通失效時就會無法即時的進行自噬、自我分裂或是細胞凋亡等等新陳代謝的反應，導致癌細胞的生長擴散。

因此，當大量補充抗氧化劑，過度清除自由基時，粒線體因缺乏自由基而失去相互溝通的能力，無法產生自噬或是凋亡反應，造成細胞老舊卻無法死亡，反而導致癌症的風險增加。

粒線體自由基氧化壓力訊息

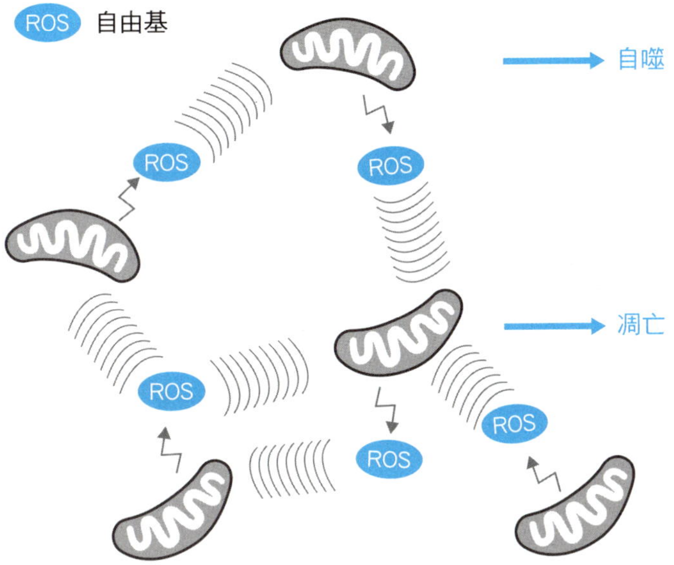
ROS
自由基
自噬
凋亡
ROS
ROS
ROS
ROS
ROS
ROS

粒線體藉由釋放帶有電荷自由基產生的磁場，形成氧化壓力訊號，進一步的影響了周邊的粒線體，誘發出自噬反應（mitophage）以及凋亡反應

3.2 自由基與電子：粒線體的內部通訊

除了光子之外，粒線體釋放的化學分子同樣扮演訊號傳遞角色，其中最知名的就是自由基（如超氧陰離子和過氧化氫等活性氧化物）。過去，我們總將自由基視為有害的氧化副產物，但現在知道在適當控制下，它們其實是細胞內重要的訊息分子。

粒線體利用自由基和電子，調控細胞功能

粒線體產生的少量自由基彷彿「紅色信號彈」，造成鄰近細胞壓力，啟動細胞的防禦機制與基因表現，幫助細胞應對壓力。例如，心肌細胞短暫缺血後產生的自由基訊號，反而會提高細胞對之後的缺血產生更大壓力的耐受力，這種現象稱為缺血預警處理，正是因為粒線體釋放自由基作為訊號所致。

至於電子，則是粒線體電子傳遞鏈中的主角。當粒線體將電子在在傳遞鏈上的蛋白質間傳遞時，不僅產生能量，也創造出化學電位差。這電位差就像細胞內部的電報系統，能影響鈣離子流動和代謝反應，進一步將訊息傳遞給細胞的其他部分。

因此，粒線體利用自由基和電子來調控細胞功能，一方面利用自由基氧化訊號來調節酵素活性，另一方面電子流動改變膜電位驅動離子訊號，兩者共同維繫細胞的生命節奏。

3.3 粒線體與地球的同頻共振

當我們深入細胞的核心——粒線體，不只是能看到能量生產的酵素系統與DNA，還會發現其中充滿了大量水分。這種不靠喝水補充人體自己產出的水，一般稱為「內生水」或是「代謝水」（metabolic water）。

神奇內生水：具有對外在自然訊號產生共鳴的能力

內生水並非雜亂無章地分布，而是在粒線體膜的微觀空間中形成某種結構性排列，被稱為「結構水」（structure water）。再者，由於具有強烈的負電荷能排除雜質，所以又被稱為「排除區水」（EZ water, Exclusive Zone Water），其狀態接近液態水晶。這種結構水具有特殊的物理與電性質，能夠影響電子傳遞效率與能量轉換的穩定性。

令人著迷的是，有越來越多的科學假說指出，這種結構水的功能可能並不僅止於細胞層次，而是具有對外在自然訊號產生共鳴的能力，尤其是來自地球本身頻率的舒曼波（參見第89頁圖示「舒曼波共振粒線體」）。

腦波會與地球共振場「對話」

實驗證據顯示，我們身體裡的水分子在這個頻率下會出現微弱但可測的共振反應；也就是說，當水分子接收到每秒 7.8 次的電磁脈動時，原本無序的水分子會開始形成更穩定的結構。這種體內水分子共振現象引發了極大的關注，因為它暗示著細胞內的結構水，特別是在粒線體中的，可能會「聽見」這種地球脈動，並在這個頻率上產生同步共鳴。

更進一步，這種微弱的共振可能不只存在於水分子層級，而是擴展到整個細胞甚至器官系統。人腦的 α 波，頻率約在 8 ～ 12Hz，恰好與舒曼共振的基本頻率與諧波重疊。這讓許多學者推測，我們的腦波可能會與地球共振場「對話」，進而影響情緒、認知、睡眠等生理功能。

視丘（Thalamas）是腦內整合感官資訊的重要中樞，會接收視覺、聽覺、嗅覺、味覺與觸覺等五感訊息，同時也被認為具有接收來自身體內部以及外界環境的能量訊號的第六感。如果粒線體內的結構水能感應到舒曼共振的頻率，那麼這些訊號與其他感覺在視丘整合後，一起傳遞到大腦皮質進行解讀覺知。這也解釋某些人對氣場變化、天氣變化，甚至地磁波動特別敏感的現象（參見右頁圖）。

我們的生理節奏，與地球的心跳緊密相連

除了腦波的同步現象外，也有研究發現，人體的自律神經系統（如心律變異性 HRV）會受到地磁活動與舒曼共振強度的影響。在一項

舒曼波共振粒線體

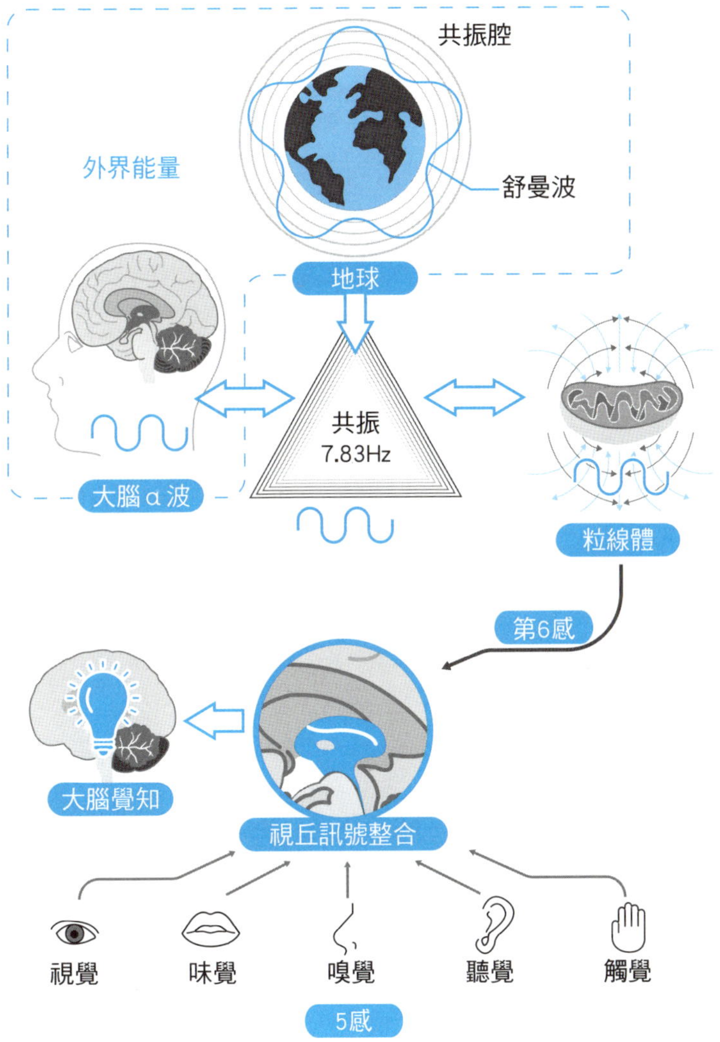
共振腔
外界能量
舒曼波
地球
共振
7.83Hz
大腦α波
粒線體
第6感
大腦覺知
視丘訊號整合
視覺
味覺
嗅覺
聽覺
觸覺
5感

舒曼波，又稱為地球的心跳。地球與電離層之間形成了一個天然的電磁共振腔所產生的極低頻電磁波，被稱為「舒曼共振」，其基頻約為7.83Hz。

多地點的同步監測中，來自不同城市的參與者，其心律變化竟呈現類似的週期性波動，而這些波動與地球磁場與舒曼共振的變化高度相關。

儘管這些研究尚未完全揭示背後的機制，但它們共同指出一個核心觀點：人體，尤其是粒線體，可能並非一個完全與外界隔絕的系統。我們體內的水與能量結構，很可能與整個地球的節奏產生同步共鳴。

從結構水到腦波、心律，我們的生理節奏，也許早已與地球的電磁心跳緊密相連。這種連結不只是科學上的假說，更是一種提醒——我們是自然的一部分，我們的節奏也許正與大地共鳴著。

3.4 粒線體的量子通訊：即時遠端同步傳遞訊息的奧祕

粒線體的角色或許不僅侷限於細胞內，透過代謝過程中所釋放出的光子，以及釋出電子後所形成的自由基，都具備了產生量子糾纏的特性。例如，粒線體電子傳遞鏈中已知涉及無中生有的特殊量子隧道效應（電子以量子方式跳躍）的方式，提高了能量轉換效率。

透過量子訊號糾纏，達成同步協調完美的協同運作

量子力學中的量子糾纏指的是兩個粒子狀態緊密相連，即使相隔遙遠，對一個粒子的操作會瞬間影響另一個（參見第 92 頁圖示「粒線體的量子通訊」）。

例如，細胞透過光量子糾纏的特性進行通訊，一個細胞發射出一對糾纏光子，其中一顆被自身接收，另一顆飛向遠處的細胞。由於這兩個光子是糾纏態，它們的命運緊密相連。

如果第一顆光子在發射細胞與某分子作用，第二顆光子即使在另一細胞內也會幾乎同時對相同類型的分子產生作用。如此一來，兩個相隔的細胞彷彿進行了一次「瞬間通話」，達成了遠距的同步協調。

科學家弗里茲·阿爾伯特·波普（Fritz-Albert Popp）推測在身體發育或是修復過程中，相當程度上是依靠光量子糾纏的現象，達成細胞間的協調。例如，在青蛙、魚類或昆蟲的胚胎中，不同細胞

粒線體的量子通訊

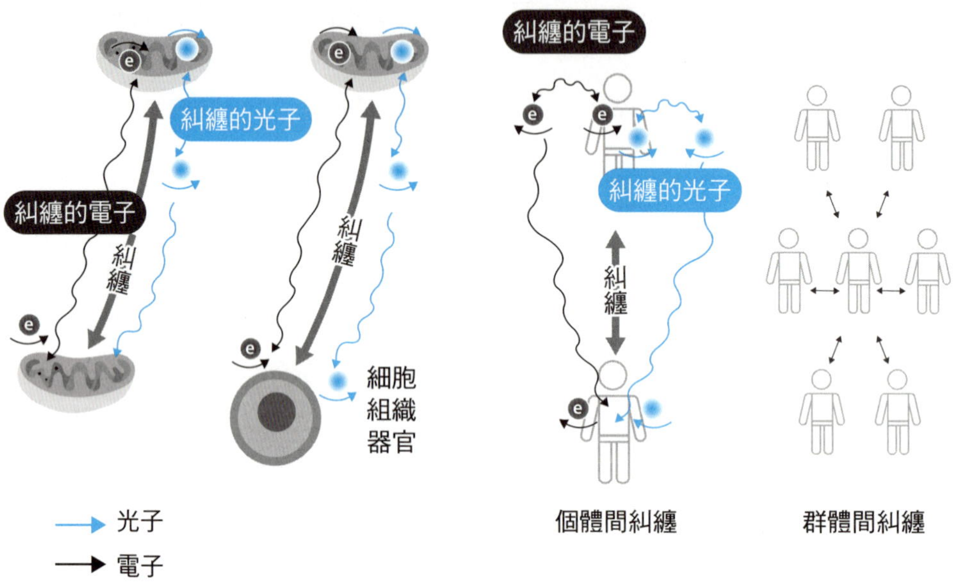
糾纏的電子
糾纏的光子
糾纏
e
細胞
組織
器官
糾纏的電子
糾纏的光子
糾纏
光子
電子
個體間糾纏
群體間糾纏

群之間會釋放超微弱光子（UPE），可能作為「時鐘」或「同步信號」，協調細胞分裂與分化的節奏。另外，動物或植物受傷時，傷口周圍細胞的 UPE 會顯著上升，推測是促進細胞遷移、分裂與排列方向的光信號。

人體內釋放出大量的光子以及電子，無時無刻的與人體產生沒有距離限制的糾纏，不僅在粒線體或細胞內的分子可以形成近距離的糾纏關係，不同細胞甚至不同器官間也可以量子糾纏產生不受荷爾蒙與神經傳導所影響的同步性。全身所有器官透過量子訊號糾纏達成同步協調完美的協同運作。

傳統機制難以解釋人體內各個系統協同運作的精確性，透過量子糾纏的現象就得到了合理的解釋。同時也再次的解釋了中醫五行中各個器官相生相剋的關係，或許不是偶然發生，而是受到精妙的人體量子系統的控制。

研究證實，糾纏光子能即時遠端同步傳遞信息

在神經科學領域，量子糾纏更被拿來探討意識的奧祕和大腦各區瞬間同步的可能機制。

近期中國科學家的研究，首次提供了線索：他們發現神經元軸突周圍的髓鞘中，可能產生大量糾纏的光子！由於大腦中神經元的電訊號傳導速度有限，科學家一直困惑於數億神經元如何達成毫秒級的同步活動——而糾纏光子或許就是答案之一。

這項發表於 2024 年的研究指出，神經元的髓鞘內部結構可作為一種微型電磁共振腔，使來自粒線體代謝產生的紅外光子與髓鞘中的分子振動耦合，最終誘發出一對對糾纏的光子。這些糾纏光子能即時地在遠端同步神經元之間傳遞信息，遠超越了常規電信號的速度限制。正如該研究作者陳勇聰教授所言，如果大自然要尋找一種「遠距作用」的手段來增進生物效率，量子糾纏無疑是理想人選。

粒線體搖身一變，成為科學探索量子祕密的主角

由此可見，粒線體釋出的光子與電子，不侷限於個體，可以不受時空限制的產生意識之間的非語言溝通，兩個心靈甚至群體之間無

需透過感官也能產生某種共鳴。雖然真正的心靈感應尚無確證科學依據，但隨著量子生物學研究的推進，我們開始窺見自然界或許在某種程度上利用了量子糾纏，來創造我們尚未完全理解的生命同步現象。

輕描淡寫之間，粒線體從不起眼的「細胞發電廠」搖身一變，成為科學探索中連結光子、生物節律與量子奧祕的主角。這些理論和發現有的仍屬假說，有的已在實驗中初露端倪。

隨著研究不斷深入，我們也許終有一天能解開這些謎團：瞭解粒線體如何像煙火般釋放光訊號，結構水如何與地球共振共舞，以及量子糾纏是否真能在生命體中搭起無形的橋梁。這不僅將改寫我們對生命機制的認知，更可能開啟生物學與物理學交會的新篇章。

參考資料

植物粒線體自發光：Eva, M., Kobayashi, M., & Inaba, H. (1991). Spontaneous ultraweak light emission from respiring spinach leaf mitochondria. Biochimica et Biophysica Acta (BBA) - Bioenergetics, 1056(3), 273–277. https://doi.org/10.1016/0005-2728(91)90034-7

活體腦部與粒線體代謝：Kobayashi, M., Takeda, M., & Inaba, H. (1999). In vivo imaging of spontaneous ultraweak photon emission from a rat's brain correlated with cerebral energy metabolism and oxidative stress. Neuroscience Research, 34(2), 103–113. https://doi.org/10.1016/S0168-0102(99)00053-4

人體樣本超微弱光子檢測技術 Đ'dKobayashi, M., Usa, M., & Inaba, H. (2001). Highly sensitive detection and spectral analysis of ultraweak photon emission from living samples of human origin for the measurement of biomedical information. Transactions of the Society of Instrument and Control Engineers, E-1(1), 27–34. https://doi.org/10.9746/sicetr1965.1.27

Gurwitsch A.（1923）等人的早期實驗揭示生物光通訊的可能性。

Mould R. 等人發表於 2023 年的研究，在《Frontiers in Physiology》指出粒線體之間存在光子介導的非化學通訊。

Van Wijk R.（2020）等人在《Frontiers in Physiology》的綜述中討論了粒線體產生 ROS 與超微弱光子之關聯。

Matsuzaki S. 等人於 2009 年在《Adv. Drug Deliv. Rev.》闡述了受控的粒線體自由基釋放在心肌缺血預處理中的訊號作用。

Mohri K. 等人（2003）在《IEEE Trans. Magn.）發現 7.8Hz 的弱磁場可促進水的有序化。

Persinger M.A. 等人（2016）在《PLOS ONE》報告了人腦 EEG 頻譜與舒曼共振頻率之間的相似性與同步現象。

Mc Craty R. 等人（2017）在《Scientific Reports》發現人類自主神經系統的節律可能與地磁和舒曼共振活動同步。

Voeikov V.& Del GiudiceE. 等人提出細胞內水的相干域假說，討論水與電磁場共振對生物系統的影響。

ChenY. C. 等人（2024）在《Phys. Rev. E》發表模型顯示神經髓鞘內可產生糾纏光子，提供腦內超快速同步的機制。

Saroka K. 等人（2014）及 Dotta B. 等人進行的實驗探索了遠距腦波相關性，為「意識之間非語言溝通」的量子機制提供靈感（結果仍具爭議）。

第 4 章

光的密碼：揭開人體與光的能量密切關係

陽光不只是熱與光，更是一種能轉換為生命能量的自然電源。光參與人體幾乎所有重要的生理調控，從維持大腦清醒到荷爾蒙分泌，從細胞能量生成到免疫功能維持，扮演著最重要的角色。

你可以在李政家博士的
YouTube 頻道觀看本章重點

4.1 光，是啟動生命的鑰匙

當我們想到「光」，通常只會聯想到視覺上照明的需求。然而，光線對人體的影響遠遠超出眼睛所見。

光，參與人體所有重要的生理調控

光是一種無聲的訊號、一種隱形的能量，參與人體幾乎所有重要的生理調控，從維持大腦清醒到荷爾蒙分泌，從細胞能量生成到免疫功能維持，光都是扮演著最重要的角色。

過去我們以為只有植物才能行光合作用，而人體只是被動接收光線的生物體。但是，越來越多研究證實：人體也能透過黑色素進行類似「光合作用」的過程，將光線能量轉化為電子、氫與氧，供粒線體製造能量。

4.2 黑色素與血紅素：身體內部的能量半導體

植物利用葉綠素的半導體特性來吸收光能，透過光合作用將光能轉換為化學能，將二氧化碳與水合成葡萄糖與澱粉，並以此形式儲存能量。而在人類體內，黑色素與血紅素則是最關鍵的光能接收與轉換分子。

黑色素、血紅素都參與能量轉換

黑色素具備天然半導體特性，能夠吸收從紫外線到紅外線的廣泛電磁波頻段。當黑色素接受光照時，可透過水的光分解作用(photolysis)釋放出電子、光子、氫氣與氧氣，成為粒線體產生ATP的能量來源之一。這種機制顯示，人體不僅透過食物獲得能量，也可能透過黑色素與光的互動直接參與能量轉換（參見圖示「黑色素半導體特性與粒線體的能量轉換」）。

血紅素則具備「光電轉換」的能力，吸收紅光或近紅外光後，不只釋放氧氣，還能轉化成微弱電流，在體內傳遞能量、擴張血管、活化組織修復。

這一切顛覆了我們對人體能量來源的舊有理解。陽光不只是熱與光，更是一種能轉換為生命能量的自然電源。

黑色素半導體特性與粒線體的能量轉換

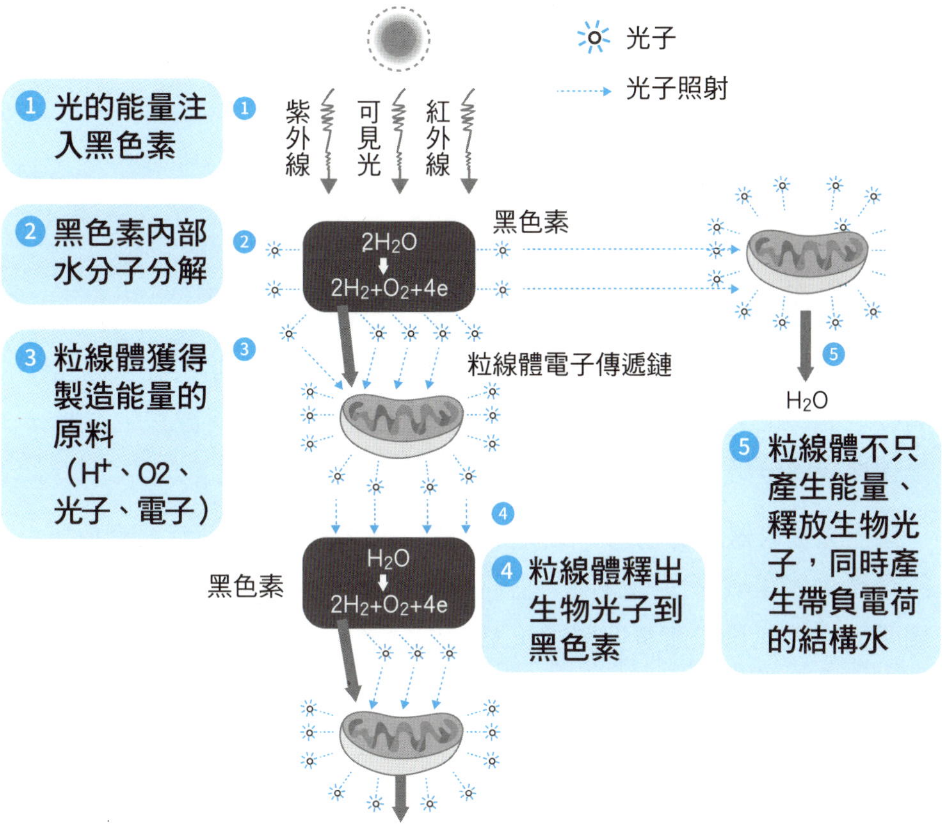

光子
光子照射
1 光的能量注入黑色素
1
紫外線
可見光
紅外線
2 黑色素內部水分子分解
2
黑色素
2H2O
2H2+O2+4e
3 粒線體獲得製造能量的原料（H+、O2、光子、電子）
3
粒線體電子傳遞鏈
5
H2O
5 粒線體不只產生能量、釋放生物光子，同時產生帶負電荷的結構水
4
黑色素
H2O
2H2+O2+4e
4 粒線體釋出生物光子到黑色素

MORE 什麼是半導體？

半導體是一種特殊材料，其導電性介於導體與絕緣體之間，能根據外部條件（如電壓、溫度或光）改變其導電能力。半導體的關鍵特性是具有把光或電的能量轉換為電或光的特性。

4·3 光感應器全解析：你全身都是眼睛

人體並非只有眼睛才能「看到光」。

身體遍布光接收器，讓光成為「訊號啟動器」

在我們的皮膚、腦部、血液，甚至脂肪與內耳，都存在著多種能夠接收光線的光感受器。這些光感受器能感應光的不同波長，並將光轉換成內分泌、神經、電位與能量等不同形式的訊號。

這些光接收器讓光成為「訊號啟動器」，引發一連串荷爾蒙釋放、能量產生與組織修復的反應。它們雖然不像眼睛能看清世界，卻能感受到光的能量、節奏與訊號，幫助你調節體溫、控制食慾、決定睡醒時間，甚至參與能量的產生。

4.4 人體的感光接收器：啟動訊號轉換的關鍵

當我們說「眼睛是靈魂之窗」，你可能會以為只有眼睛能感光。但其實，你全身上下都有「看得見光」的感應器，就像手機需要天線接收與之共振的訊號，人體也有各種「光感應共振天線」，每一個都各司其職，接收共振波長的光並轉換成重要的生理反應。

黑視素：生理時鐘的守門人

黑視素（Melanopsin）是一種專門感應藍光的蛋白，存在於眼睛視網膜下方的特殊細胞（iPRGCs）。當早晨的藍光進入眼睛，它會告訴大腦：「天亮了，該起床了！」它會透過下視丘啟動生理時鐘，調節清醒與睡眠週期。如果你早上曬不到太陽、晚上又長時間看螢幕，黑視素持續受到刺激，導致晚睡、失眠、早起困難，甚至影響情緒與荷爾蒙。

視紫紅質：夜行者的光感應器

當你走進昏暗的房間，起初什麼也看不清，但幾分鐘後視線逐漸適應，這就是視紫紅質（Rhodopsin）的功勞。它專門感應接近藍綠光（498nm）的波長，幫助你在低光環境中看清楚物體。缺乏維生素 A 會讓它失去功能，進而導致夜盲症。

錐狀細胞視蛋白：看見色彩的魔法師

在白天陽光下能分辨紅花、綠葉、藍天，靠的是錐狀細胞（Cone Opsins）中的視蛋白。它們分別感應：藍光（短波長）、綠光（中波長）、紅光（長波長）。這些訊號經過大腦解碼後，讓我們看見色彩繽紛的世界。也因此，在昏暗環境中顏色看起來會變得模糊或變灰，因為錐細胞在光線不足時停止工作了。

神經視紫紅質：皮膚也會感光

其實皮膚也能「看見光」，這要歸功於神經視紫紅質（Neuropsin），它能感應紫外線（UVA）。這種蛋白不僅存在於眼睛，也遍布於腦部、皮膚與內臟，能調節體溫、免疫與「生理時區」。這也說明了為什麼出國後曬曬太陽有助於克服時差。

腦視紫紅質：大腦也能「看見光」

腦視紫紅質（Encephalopsin）這種光感蛋白藏在腦部與皮膚之中，科學家發現它可能與荷爾蒙調控與脂肪代謝有關。當你接觸陽光時，它會幫助大腦與內分泌系統同步，穩定身體節律。

隱花色素：磁場雷達與節律管家

隱花色素（Cryptochrome）聽起來像科幻小說的元素，但它真實存在於我們的眼睛、松果體與其他組織中。透過接收陽光中藍光來控制我們的晝夜節律，它還能透過藍光所激發成對自由基受到地球磁場干擾來感知地磁變化，協助動物遷徙定位。

血紅素：吸光、導電、傳能量的超級分子

你知道血紅素（Hemoglobin）運送氧氣，但你可能不知道它也能吸收光，特別是紅光與綠光。

- **含氧血紅素吸收綠光、反射紅光 → 動脈血呈鮮紅色**
- **缺氧血紅素吸收紅光、反射藍紫光 → 靜脈血呈紫藍色**

此外，血紅素能將光能轉化為微弱電流，傳導至其他組織，促進血液循環與修復。

光的語言，我們的身體能讀懂

從眼睛到皮膚，從血液到大腦，我們的身體像是一座感光雷達站。

不同波長的光，就像不同語言的訊號，透過這些感光蛋白讀懂這些來自外界光的訊號，進而啟動一連串生理變化。曬太陽不只是補充維生素 D，更是一場與自然節律同步的對話。

4·5 血紅素的雙重任務：運送氧氣與運送能量

當我們提到血紅素，多數人首先聯想到的，是它在紅血球中扮演的運送氧氣的角色。這個印象固然正確，卻只是它功能的一部分。科學研究正在揭示，血紅素其實還具備一項被忽略的能力——它不只是運輸分子，更是一種能夠吸收光線並且釋放電子與光子的生物能量轉換器，宛如存在於人體內部的「光能電池」。

血紅素的變色現象，正是與能量互動的表現

在自然界中葉綠素與血紅素的結構極為相似，葉綠素以鎂為中心，血紅素以鐵為中心，由於帶有 12 個電子的鎂原子以及帶有 26 個電子的鐵原子都具有很強的還原性，當受到光子照射時很容易激發出電子同時再釋出不同能階的光子。因此，葉綠素與血紅素接收光線後都會釋放出電子與光子（參見右頁圖）。

血紅素的變色現象，其實正是這些能量互動的表現之一。當血紅素攜帶著氧氣，它會吸收綠光並反射紅光，因此我們看到動脈血呈現鮮紅色。而當血紅素處於缺氧狀態，它轉而吸收紅光、反射藍紫光，使得靜脈血看起來偏暗紅甚至發紫。

這種變色，不僅是視覺感受，更揭示了血紅素與光之間的真實互動：它會因為光線與氧氣狀態的變化而調整自身的能量特性。

鎂中心葉綠素vs. 鐵中心血紅素

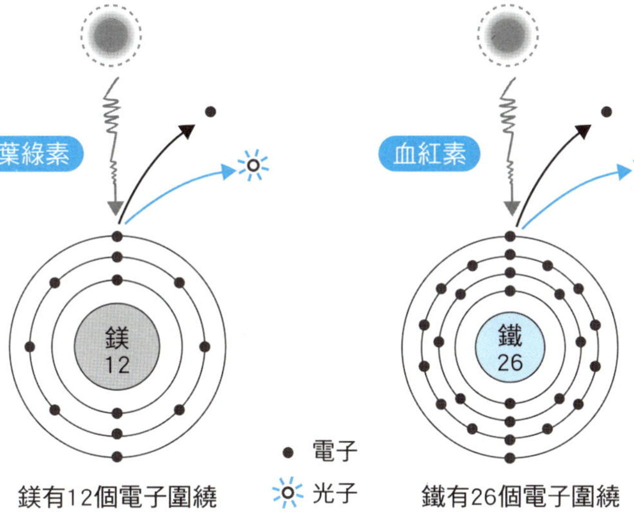
葉綠素
鎂
12
鎂有12個電子圍繞
電子
光子
血紅素
鐵
26
鐵有26個電子圍繞

陽光照射下，激發出電子與光子

當紅光照射血紅素，真實地參與身體的修復與再生

更令人驚奇的是，當紅光或近紅外線穿透皮膚抵達血管層時，血紅素會主動吸收這些特定波長的光能，進而觸發一系列能量反應。血紅素不僅協助氧氣更有效地釋放到組織中，更能透過其中心的二價鐵原子釋放出電子產生微弱的生物電流。

在粒線體中，以 Fe^{2+}（二價鐵）為中心的血紅素，受紅光刺激下與 Cu^{2+}（二價銅）進行電子交換，轉換 Fe^{3+}（三價鐵）與 Cu^{+}（一價銅），後續又將電子丟回 Fe^{3+}（三價鐵），形成 Fe^{2+}（二價鐵）

電子傳遞鏈利用鐵離子、銅離子電子交換，加速電子流動

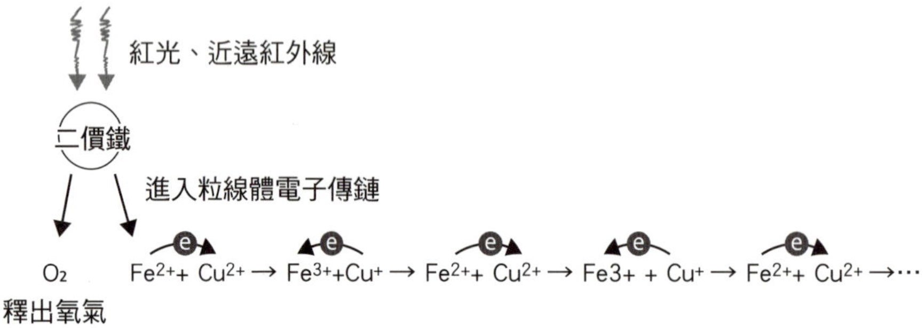
紅光、近遠紅外線
二價鐵
進入粒線體電子傳鏈
e
O_2
釋出氧氣
Fe^{2+}+ Cu^{2+} → Fe^{3+}+Cu^{+} → Fe^{2+}+ Cu^{2+} → Fe3+ + Cu^{+} → Fe^{2+}+ Cu^{2+} →…

二價鐵丟出一顆電子給二價銅，形成三價鐵和一價銅
一價銅丟出一顆電子給三價銅，形成二價鐵和二價銅
鐵與銅不斷重複電子交換形成電流

與 Cu^{2+}（二價銅），透過如此不斷鐵與銅電子互換的過程，形成電子流動，加速電子傳遞鏈的流動（參見上圖）。

這些微小但有力的電流，結合一氧化氮（NO）的釋放，促進血管擴張，提升血液循環，並活化細胞代謝與組織修復。正是這套機制，構成了紅光療法與近紅外線治療能夠促進癒合、減緩發炎的核心基礎（參見右頁圖）。

事實上，血紅素並不只是氧氣的搬運工，它更是一個高效的光電轉換平台。當紅光照射血紅素，它會將光能轉化為電子，這些電子隨著血液流動輸送到身體各個部位，形成一個遍布全身的「生物導電網路」，就像人體內建的太陽能系統。這些能量信號並非抽象，而是真實地參與身體每一個修復與再生的過程。

紅光、近遠紅外線與血紅素的互動

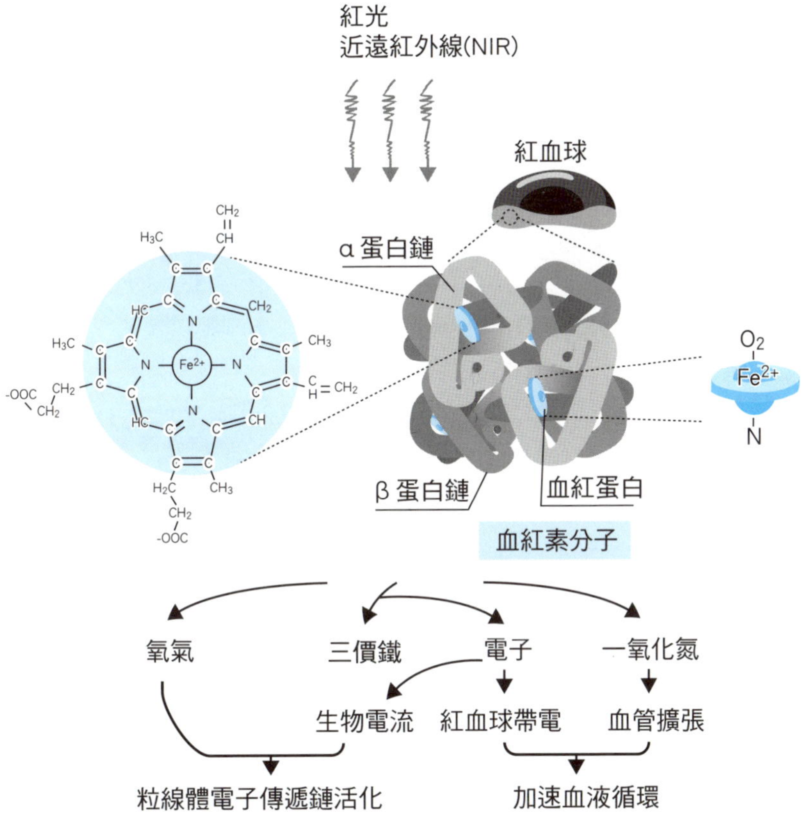
紅光
近遠紅外線(NIR)
紅血球
α 蛋白鏈
β 蛋白鏈
血紅蛋白
血紅素分子
Fe^{2+}
O_2
N
氧氣
三價鐵
電子
一氧化氮
生物電流
紅血球帶電
血管擴張
粒線體電子傳遞鏈活化
加速血液循環

血紅素是氧氣的搬運員，更是生命能量的運轉樞紐

美國骨科權威醫師 Dr. Robert O. Becker 曾指出，骨折的患者若能接受足夠陽光照射，恢復的速度會比未接受光照的病人快許多。原因就在於紅光進入皮膚後被血紅素吸收，透過微電流進一步活化局部的幹細胞與組織修復機制。這樣的癒合效果，不只是表面結痂，

光→電子→生物電流→磁場

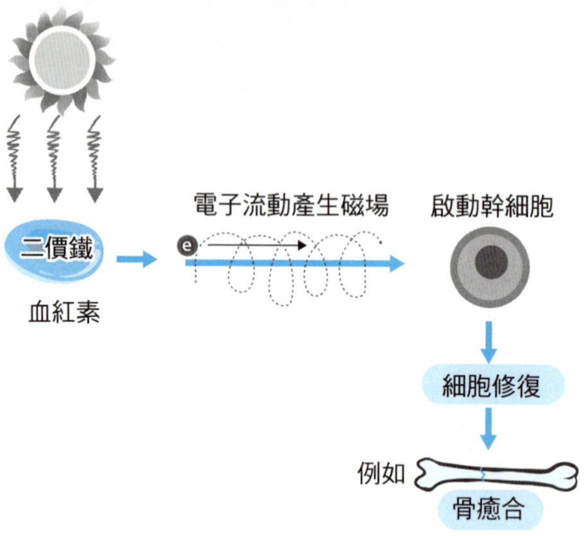
電子流動產生磁場
啟動幹細胞
二價鐵
血紅素
細胞修復
例如
骨癒合

而是真正意義上的「生物再生」，是由光能啟動的細胞層級的回春過程。

因此，在骨折復原後完全不會看到骨折的疤痕，因為它是再生而非修復。相同的情況也發生在肝臟，肝臟也具有強大的再生功能，捐贈肝臟者通常都能快速的復原恢復正常功能（參見上圖）。

我們可以這樣說，血紅素不僅是氧氣的搬運員，更是生命能量的運轉樞紐。當你站在陽光下時，不只是補充維生素 D，更是在為你的血紅素充電。紅血球不再只是單純的氧氣載體，它們正悄悄將光轉化為能量，沿著血流傳遞到每一個細胞。這正是人體與自然光線之間深層而細膩的共鳴，是一場光與血的協奏，也是生命持續跳動的祕密之一。

4.6 人體的「黑色葉綠素」：黑色素的半導體功能

當我們提到皮膚的黑色素，多數人只會聯想到防曬、膚色，甚至美白。但這種想法，或許嚴重低估了黑色素在人體中的真正角色。

黑色素不只是色素，更是一套內建的光能吸收系統，是人體自身的「黑色葉綠素」，肩負著能量轉換、電子產生、免疫調節與訊號傳導等多重任務。它不只是屏障，更是橋梁——將來自太陽的光，轉化為人體可以運用的能量。

人體也能進行光合作用：黑色葉綠素

長久以來，我們以為只有植物能行光合作用，而人體只是光的被動接收者。然而，來自墨西哥的醫學研究者 Arturo Solís Herrera 博士提出了一個劃時代的觀點：人體也能進行「光合作用」，而黑色素正是這項功能的主角。

他的研究顯示，黑色素就像植物的葉綠素，能完全吸收陽光各種波長光線，並透過一種水分子的可逆解離反應，釋放出氫氣、氧氣、高能電子及光子。

這些微小粒子不是抽象的能量，而是粒線體能量產生的真實燃料——為細胞提供動力，也為整體身體狀態建立能量基礎。

人體半導體接收光轉換能量

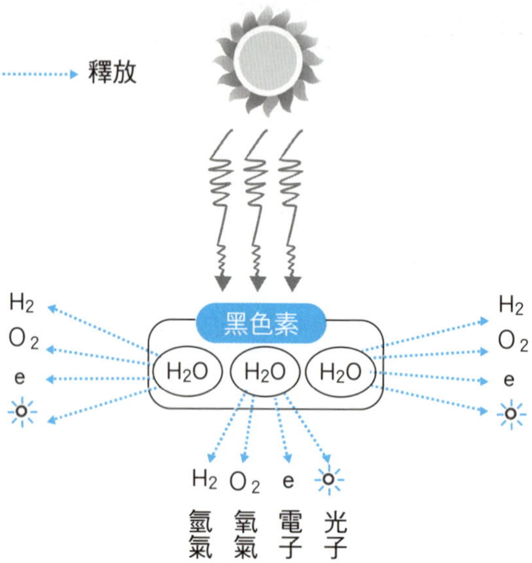

釋放
黑色素
H2O
H2O
H2O
H2
O2
e
H2
O2
e
H2
O2
e
氫氣
氧氣
電子
光子

這項反應的本質非常簡潔：$2H_2O \rightleftharpoons 4H^+ + O_2 + 4e^-$。當陽光照射皮膚，黑色素吸收光能，進行水的分解，釋放出氧氣、氫氣、電子與光子，進一步傳遞到細胞質與細胞核，為各種生理活動（包括基因修復、代謝反應、細胞訊號傳導）提供所需的動力。這也解釋了為什麼在缺乏光照的情況下，許多人的身體代謝下降、情緒低落、免疫力失衡——因為黑色素無法發揮其能量轉換的作用（參見上圖）。

相比之下，粒線體的光能吸收範圍相對窄小，主要侷限在紅光與近紅外光區間（約 650 ～ 950nm）。雖然這段光譜對於活化細胞色素酶有極佳效果，但對於藍光、紫外線的感應能力有限。

然而黑色素不同，它可以吸收從紫外線到紅外線的幾乎整個光譜，尤其對藍光的吸收效率甚至遠遠高於紅光（20 ～ 30 倍），這種「全波段吸收」的能力，讓它在人體中擁有粒線體無法觸及的補充性地位，尤其是在細胞核附近或缺乏粒線體的區域，更顯其能量轉換功能的重要性。

這項特性也讓我們重新理解為何現代人長時間面對螢幕、曝露高能藍光時，會感受到短暫的興奮與多巴胺激增，甚至產生成癮傾向。黑色素在吸收藍光時被過度消耗，造成能量代謝失衡與神經功能異常，長期累積下來，可能正是神經退化性疾病風險升高的隱性推手。

黑色素是人體的「太陽能轉換器」

更有趣的是，黑色素的能量角色不僅止於光能轉換，它還是人體生物電流的起點。當光線被黑色素吸收並轉化為電子時，這些電子能穿越細胞膜，提升細胞膜電位，進而在人體中產生穩定的微電流。

這些生物電流透過筋膜網絡與細胞間的電能與化學能的交換，成為組織修復、神經傳導，甚至意識整合的訊號媒介。美國醫師 Robert O. Becker 曾提出，人體存在微弱直流電流，它們與組織再生與神經修復息息相關，而黑色素正是這些電流的重要來源之一。

黑色素不只分布在皮膚，它會透過移動黑色素細胞（melanocyte）進入特定的組織或器官製造黑色素。例如在毛囊中，它決定了頭髮的顏色；在虹膜與視網膜中，參與光的調節；在內耳中，協助維持聽覺與平衡；最關鍵的，是在中腦黑質（Substantia Nigra）中，黑色素直接參與多巴胺的合成。當黑色素消耗殆盡，中腦無法再製造足夠的多巴胺，便可能引發帕金森氏症。

這告訴我們：黑色素並不是固定不動的「顏色來源」，而是動態移動、支援全身代謝與神經調控的能量工廠。因此，當皮膚出現白斑或是頭髮變白都是黑色素流失的表現。

黑色素生成需要光，如果沒有光怎麼辦？

黑色素的生成主要藉由陽光 UVB 直接照射皮膚，但是在缺乏 UVB 的環境下，生物光子就扮演了至關重要的角色，例如人體深層的器官或是神經組織，只要是黑色的就代表著黑色素在那裡參與了能量的轉換。那麼，這些黑色素一大部分就需要人體內部細胞以及粒線體發出生物光子的幫忙。

在寒冬缺乏陽光照射下，可以利用洗冷水或浸冰水，讓粒線體直接釋出生物光子，透過生物光子能夠直接活化「前腦啡黑細胞促素皮促素」（Proopiomelanocortin）荷爾蒙生成系統（參見第 121 頁「4.9 賀爾蒙的原料切割廠：POMC」）在人體深層的神經系統以及各個器官直接製造黑色素（參見右頁圖）。

如果說食物是身體的實體燃料，那麼光就是另一種形式的營養，而黑色素則是人體的「太陽能轉換器」。它不只是色素，不只是保護，而是一種整合能量、節律與訊號傳導的生物半導體。當我們站在陽光下，不只是皮膚變黑，而是整個身體都在默默地吸收、轉換並傳導光的訊號。

我們不是單靠食物活著，也靠光與黑色素，來維持這一場稱為「生命」的能量運作。

UVB直接或間接促進形成黑色素

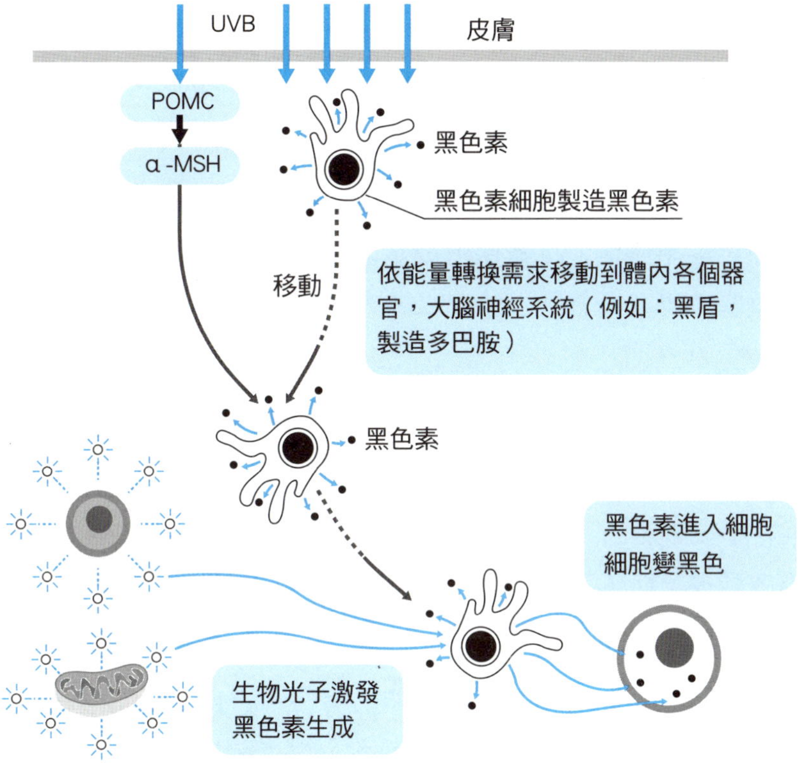
UVB
皮膚
POMC
α-MSH
黑色素
黑色素細胞製造黑色素
移動
依能量轉換需求移動到體內各個器官，大腦神經系統（例如：黑盾，製造多巴胺）
黑色素
黑色素進入細胞
細胞變黑色
生物光子激發
黑色素生成

參考資料

Herrera, A. S. (2018). Melanin, the Master Molecule. Bentham Science Publishers.

Herrera, A. S. (2013). The Human Photosynthesis. Litfire Publishing.

Herrera, A. S., et al.(2013). Human photosynthesis, the ultimate answer to the long term mystery of Kleiber’ s law or E = M 3/4: Implication in the context of gerontology and neurodegenerative diseases. Open Journal of Psychiatry, 3, 408-421.

4.7 黑色素與脂肪的能量轉換

我們總以為嬰兒的大腦發育靠的是母乳中的脂肪與營養，但其實，還有一個關鍵角色經常被忽略——黑色素。

嬰兒的大腦，不只是脂肪豐富，還擁有相對高密度的黑色素分布。這種色素不僅僅是抗光保護或基因遺傳的結果，更是大腦能量調節的重要參與者。

大腦充滿黑色素，會吸光、更會轉電

脂肪是寶寶腦部發育的基本原料，它能快速提供熱量、保護神經元、構成細胞膜。然而，脂肪本身並不主動產生能量，它需要觸發、需要轉換。而這項關鍵性的轉換工作，就可能來自黑色素。

當陽光照射嬰兒的皮膚與頭部時，黑色素能夠吸收光能，釋放光子、電子、氫氣以及氧氣，再加上脂肪中的長鏈脂肪酸在氧氣充足的條件下進行相對低污染的 β- 氧化反應。兩者快速提供周邊粒線體產生能量所需要的原料：包括來自黑色素的電子、質子（H^+）、氧氣與光子，以及來自脂肪 β 氧化反應後的 NADH 與 $FADH_2$。藉此，滿足了大腦快速成長所需的巨量能量缺口。這就像是太陽能電池板與燃料儲存槽的結合，一邊接收，一邊轉換，滿足大腦的能源飢渴（參見右頁圖及第 116 頁圖示「黑色素的形成」）。

粒線體轉換能量提供大腦發育所需

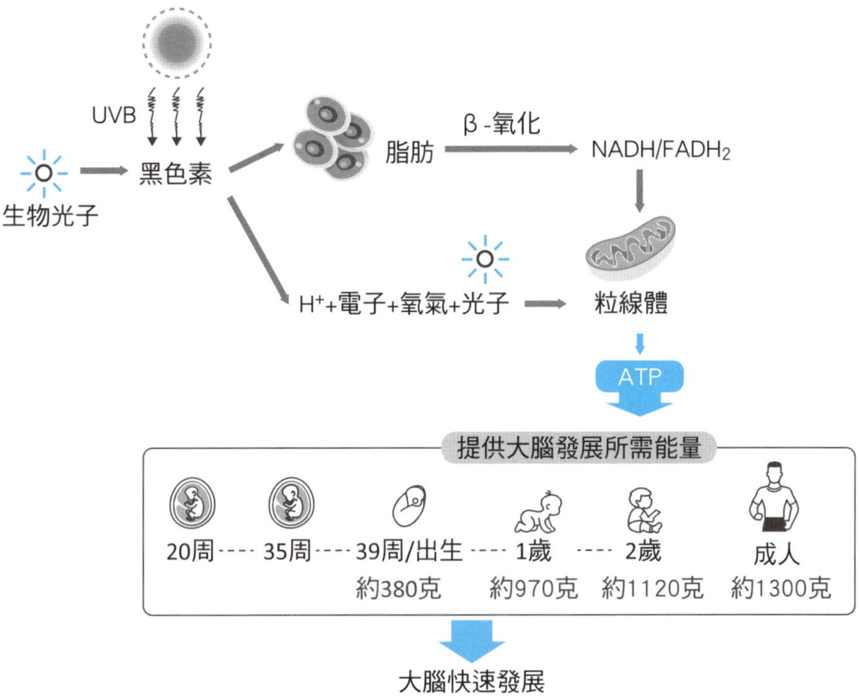
UVB
生物光子
黑色素
脂肪
β-氧化
$NADH/FADH_2$
H^++電子+氧氣+光子
粒線體
ATP
提供大腦發展所需能量
20周
35周
39周/出生
1歲
2歲
成人
約380克
約970克
約1120克
約1300克
大腦快速發展

這也可能解釋了一個有趣的演化現象：黑猩猩的黑色素集中於體表，用以保護皮膚；而人類的黑色素則是更多內化至腦部與深層組織中。我們不只保護外在，而是將光能的使用權限交給了大腦這個最高級的指揮中心。

換句話說，人類可能正是透過「讓大腦更會吸光、更會轉電」，走上了智慧演化的分岔路。

黑色素形成

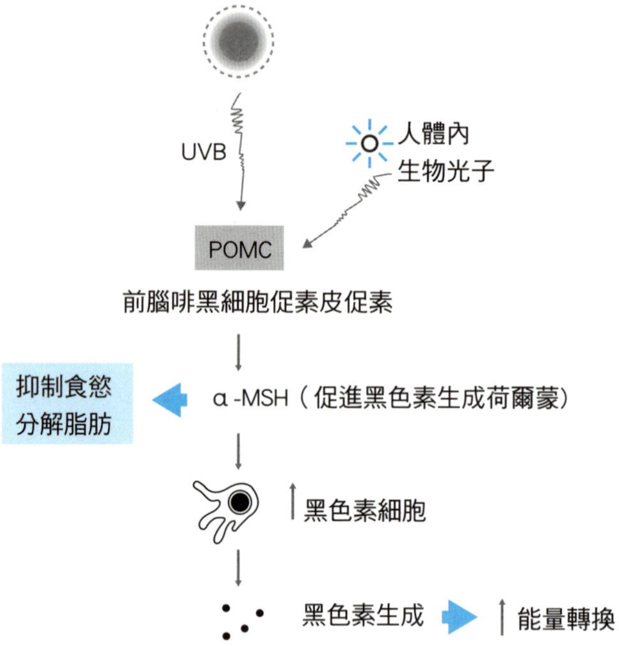
UVB
人體內
生物光子
POMC
前腦啡黑細胞促素皮促素
抑制食慾
分解脂肪
α -MSH（促進黑色素生成荷爾蒙）
黑色素細胞
黑色素生成
能量轉換

4.8 黑色素：人體的電信網路

除了能量轉換，黑色素還參與了人體的電訊號系統。當黑色素吸收光後，所釋放的電子不只是粒線體的燃料，它們會穿越細胞膜，改變細胞膜的電位，啟動一連串的生物電流。

從外到內、從皮膚到神經的「光電通道」

黑色素發出的微弱但穩定的直流電，會沿著筋膜系統與細胞間的聯繫網絡傳遞，成為細胞之間的修復信號，甚至參與傷口癒合、骨骼重建與神經修復。

Robert O. Becker 的經典研究證實：人體內確實存在生物電流，這些電流在斷肢再生、組織修復的過程中扮演關鍵角色。而黑色素，很可能正是這些生物電的源頭之一，當光線穿透皮膚，黑色素吸光後放電，帶動整個身體的能量交換與修復網絡啟動（參見第 118 頁圖示「黑色素產生光電」）。

所以，黑色素從來不是我們想像中那麼單純。它既是光能的轉換站，又是電能的啟動器。它是連結光、能量與修復的橋梁，更是身體從外到內、從皮膚到神經的一條「光電通道」。

黑色素產生光電

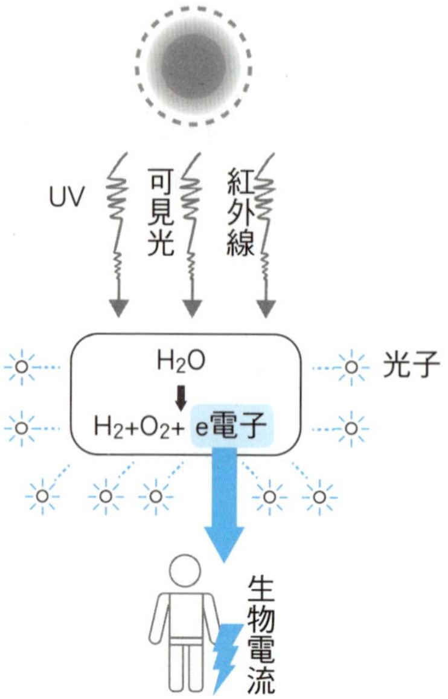

UV
可見光
紅外線
H_2O
H_2+O_2+ e電子
光子
生物電流

MORE 黑色素是生命能源中樞

當你曬太陽時，不只是表皮變黑，不只是製造維生素 D。你正在透過黑色素，為大腦、為神經、為整個身體充電。每一道光進入體內，都可能轉化為一股電子，推動修復、活化細胞，甚至促進腦部清明。

你不是只靠食物活著，也靠光、靠黑色素這個沉默卻不可或缺的「生命能源中樞」。

4.9 荷爾蒙的原料切割廠：POMC

前腦啡黑細胞促素皮促素（ProOpio Melano Cortin, POMC），從字意上拆解 Pro（前）、Opio（腦內啡）、Melano（黑色素）、Cortin(皮質醇），代表這個荷爾蒙前驅物後續可以形成腦內啡、黑色素以及皮質醇。POMC 位於大腦下視丘，是人體產出各種荷爾蒙的源頭，細胞中的 POMC 基因正是產生 POMC 蛋白質的所在。當我們說「光線是生命的開關」，POMC 基因正是那座能將光轉換為生理訊號的智慧分流器（參見下頁圖）。

藍光進入身體，POMC 轉化成白天所需的皮質醇

光線是開關，POMC 是分流器。POMC 會先製造出一條稱為前體蛋白的原料，就像一條未經處理的大魚，而不同波長的光線，就像來自大腦的指令，告訴身體該如何「切魚」——將這條蛋白質轉化為不同的激素或神經訊號，影響我們的生理、心理與行為。

藍光進入眼睛或皮膚時，會促使 POMC 切割出 ACTH（促腎上腺皮質激素），這種激素會促進皮質醇的分泌，使我們在早晨迅速清醒、提高血糖、動員能量，準備好面對新的一天；同時，也會釋放腎上腺皮質激素剪切胜肽（又稱為 CLIP 胜肽，corticotropin-like intermediate lobe peptide），協助調節睡眠深度，並影響胰島素的釋放與情緒穩定。

前腦啡黑細胞促素皮促素(POMC)介紹

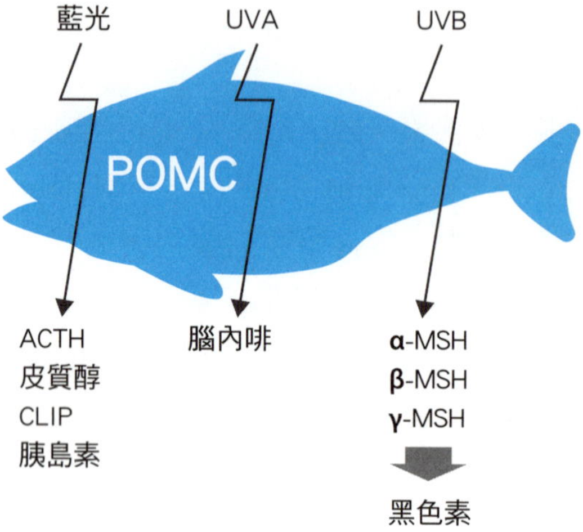
藍光
UVA
UVB
POMC
ACTH
皮質醇
CLIP
胰島素
腦內啡
α-MSH
β-MSH
γ-MSH
黑色素

然而，如果夜晚我們仍曝露於藍光環境中（例如滑手機或長時間看螢幕），這會讓身體誤以為白天尚未結束，持續分泌皮質醇，導致血糖升高、壓力難以排解，並抑制褪黑激素的生成，進一步破壞睡眠節奏，讓代謝與內分泌陷入混亂。

POMC 居中翻譯解碼，產出各種荷爾蒙、神經傳導物質

除了藍光之外，UVA 波段的光也會刺激 POMC 產生β-內啡肽（β-Endorphin），這是一種天然的腦內啡，能夠緩解疼痛、提高愉悅感與抗焦慮。因此，人們常在曬太陽後感到心情放鬆，這不只是心理效應，更是來自光線與 POMC 的生理合作。

而當皮膚接觸到 UVB 紫外線時，POMC 則會切割出 α-MSH（黑色素刺激素），這個分子具有極強的代謝調控能力，它能同時促進

黑色素生成、脂肪分解與抑制食慾。這解釋了為什麼常曬太陽的人看起來不僅皮膚黝黑，也容易身形較為精實，因為這些光訊號正悄悄地調整著身體的代謝模式。

由此我們發現了陽光訊號與人體互動的證據，光線進入人體後，藉由 POMC 的翻譯解碼，產出了各種荷爾蒙、神經傳導物質，同時也因此產生黑色素來進行光線能量的轉換。

接觸自然光的機會有限，導致百病叢生

現代人多半長時間待在室內，接觸自然光的機會有限，尤其是缺乏含 UVB 的日照，卻又每天長時間曝露於高強度的藍光環境中，例如手機、電腦與 LED 燈。這讓 POMC 長期只收到來自藍光的訊號，只持續釋放 ACTH 與 CLIP，卻無法產生內啡肽與 α-MSH。

長此以往，便導致皮質醇偏高、血糖升高、黑色素與多巴胺生成不足，影響情緒與膚色；同時也讓內啡肽缺乏，導致壓力與痛覺難以釋放；更嚴重的是，無法抑制食慾與促進脂肪代謝，形成瘦素與胰島素阻抗，導致睡眠障礙與代謝疾病接踵而來。

重新校準讀光能力，找回健康活力

簡單地說，POMC 是我們身體裡極為關鍵的光線轉換中樞，它像一座原料分割工廠，把光線這個自然世界的語言，解碼為身體能懂的訊號分子，引導我們的生理節律與代謝活動。白天的藍光是喚醒的訊號，而紫外線則是能量、情緒與代謝的調控者。如果晚上我們仍讓藍光主導訊號，無異於持續對身體下錯誤指令，干擾原本應該進入休息與修復的生理模式。

這並不代表我們必須放棄科技產品，而是要學會如何使用光，如何在對的時間點，讓對的光線觸發身體的正確反應。人體不是機械，而是一座會「讀光」的智慧工廠，只要重新校準這座工廠與太陽的節奏，身體的健康與節律也就能再次恢復自然與和諧。

POMC 剪切胜肽一覽表

中文名稱	剪切後胜肽名稱	主要分泌部位	主要功能
促腎上腺皮質激素	ACTH (Adrenocorticotropic Hormone)	腦下垂體前葉	刺激腎上腺皮質分泌皮質醇（壓力荷爾蒙）
α- 黑素細胞刺激激素	α-MSH (Alpha-Melanocyte Stimulating Hormone)	腦下垂體中葉、下視丘	調節皮膚色素、食慾抑制、能量代謝調控、抗發炎
β- 黑素細胞刺激激素	β-MSH (Beta-Melanocyte Stimulating Hormone)	人類中不明確（存在於某些哺乳動物）	疑似參與能量代謝與脂肪組織調控
γ- 黑素細胞刺激激素	γ-MSH (Gamma-Melanocyte Stimulating Hormone)	腦下垂體	可能參與鈉平衡與血壓調控（與腎臟相關）
β- 內啡肽	β-Endorphin	腦下垂體、腦內	強效天然止痛、情緒提升、壓力緩解
甲硫腦啡肽	Met-Enkephalin	中樞神經	鴉片受體激活，與痛覺調控以及快感相關
類促腎上腺皮質激素中間胜肽	CLIP (Corticotropin-Like Intermediate Peptide)	腦下垂體	神經調節、記憶、可能與褪黑激素、下視丘功能相關
POMC 氨基端肽段	N-POMC (N-terminal POMC)	各部位（功能尚未完全明瞭）	發育、細胞增生、與一些腫瘤生長有關（尚在研究中）

4.10 紅光與近紅外線的穿透奧祕

當我們談論「紅光」或「近紅外線」時，往往想像的是溫暖的光線、舒緩的護理，卻很少意識到，這些看似柔和的光波，其實擁有深入細胞內部、啟動粒線體的驚人能力。

用光照亮細胞深處的能量工廠

紅光不只是皮膚表層的慰藉，它能穿透皮膚與組織，直達細胞的能量核心——粒線體，並在那裡點燃身體自癒的火花。

這種波長範圍在 600 ～ 1100nm（奈米）之間的光，穿透力強、能量溫和，不像紫外線那樣具有破壞性，也不會像藍光擾亂睡眠節律。紅光（620 ～ 750nm）可以穿透皮膚約 1 ～ 2mm（毫米），而近紅外線（750 ～ 1100nm）則能深入 3 ～ 5mm，觸及微血管、真皮層，甚至某些淺層肌肉與神經末端。

但真正神奇的地方，不只在它「進得去」，而在它被身體如何「吸收」。這些光線會被幾種關鍵分子接收：表皮的黑色素首先攔截一部分紅光；血液中的血紅素則透過吸收紅光釋放一氧化氮，促進血管擴張與循環改善；而當波長越過 1000nm，體內的水分子開始成為主要的能量吸收者，轉化為微熱，支持深層組織代謝。

紅光療法的運作機制：PBM 光生物調節作用

在紅光、近紅外線的照射下，在粒線體電子傳遞鏈上的電子會因水分子的黏稠度下降，造成移動速度加快。此外，最關鍵的是粒線體利用第四複合體（細胞色素 C 氧化酶，Cytochrome c Oxidase, CCO），作為紅光與近紅外線的光線接收器。當細胞色素 C 氧化酶（CCO）吸收這些波長的光子能量時，其電子活性顯著提升，能更有效地將電子從第三複合體（Complex III）傳遞至第四複合體—細胞色素 C 氧化酶。

在細胞色素 C 氧化酶中，電子與氧氣及質子（H^+）結合形成水分子（H_2O），此過程同時幫助建立粒線體內膜兩側的膜電位差，進一步促進 ATP 合成酶（Complex V）的運轉與 ATP 的合成。

特別的是，當細胞色素 C 氧化酶吸收紅光或近紅外線後，不僅提升能量產生效率，還會促進活性氧化物（ROS）與一氧化氮（NO）的短暫釋放，這些訊號分子進一步觸發粒線體內部合成褪黑激素（Melatonin）的路徑。這套機制是紅光療法（Photobiomodulation）促進細胞修復與抗氧化的關鍵生理基礎（參見右頁圖）。

這整個機制就是所謂的「光生物調節作用」（Photobiomodulation, PBM），也是許多現代光療儀器、紅光面罩、紅光治療的理論基礎。

紅光與身體進行深層的對話與共振

更令人驚訝的是，紅光的效果往往不是來自高強度的照射，而是來自柔和、低瓦數、持續的浸潤滲透與散射。在體內，光線就像一

PBM光生物調節作用

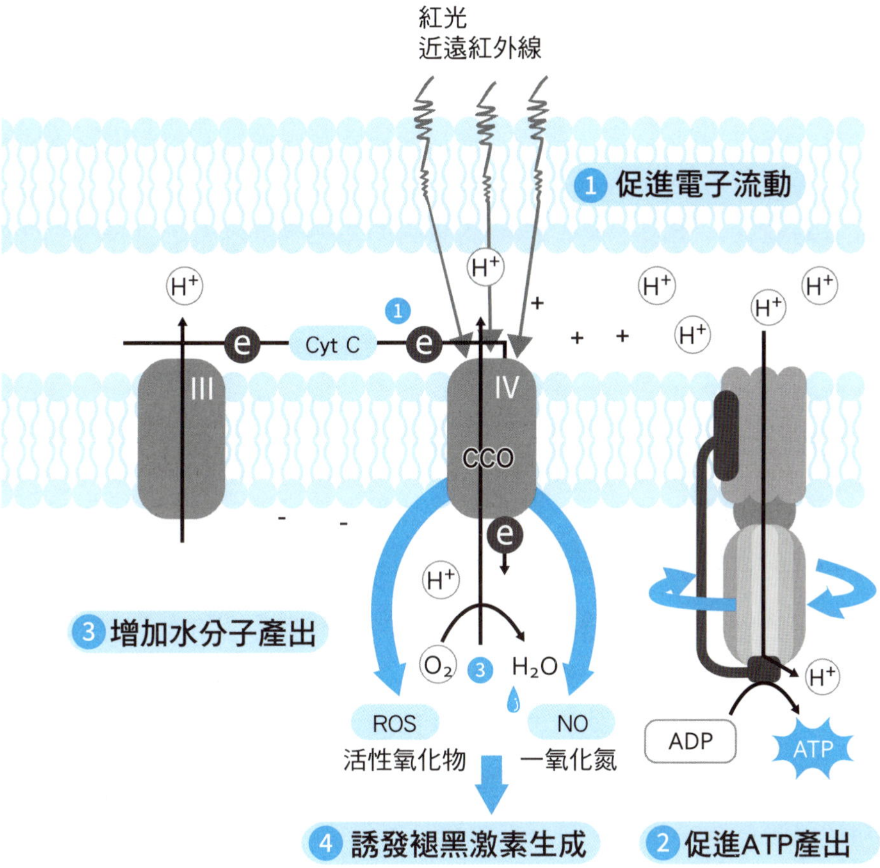
紅光
近遠紅外線
1 促進電子流動
H^+
Cyt C
e
III
IV
CCO
3 增加水分子產出
O_2
H_2O
ROS
活性氧化物
NO
一氧化氮
ADP
ATP
4 誘發褪黑激素生成
2 促進ATP產出

顆乒乓球，不斷在組織中反彈擴散，每一次的散射都增加了它被吸收、被利用的機率。這也說明了為什麼低功率 LED 的紅光面罩，往往比高功率雷射更適合日常使用，因為它讓身體有時間、也有空間，與光進行深層的對話。

而當波長再往上升，進入 1200 奈米以上的遠紅外線區段，雖然它已無法深入粒線體，但開始與水分子產生「生物共振」。9 ～ 11 微米的遠紅外波段，與人體自然發出的生物波頻率相近，會讓水分子之間產生節奏性的共振與震動。

這種運動產熱的過程能提升體溫、促進血液循環與淋巴排毒，間接幫助粒線體代謝與組織修復，這就是岩盤浴、遠紅外線加熱墊或烤箱療法的作用原理。

介於自然與科技之間的智慧光波

從分子反應到組織效應，紅光與近紅外線是一種介於自然與科技之間的智慧光波。它不像藥物般劇烈改變你的生理機制，而是悄悄與你的細胞合作，幫助它們回到最佳節奏。它喚醒粒線體沉睡的能量、調節神經與內分泌的平衡、平靜自律神經的波動，是一種無聲的修復語言。

或許，我們都低估了「光」的力量。它不只照亮了世界，也照亮了我們身體深處那座日夜運轉的能量工廠。透過適當波長、適當時間與適當強度的紅光，我們為自己點起的不只是療癒之燈，更是身體向健康靠攏的一道柔光引路。

4.11 現代疾病的根源：瘦素阻抗

在現代生活中，越來越多人出現這樣的狀況：飲食清淡、運動規律，卻還是瘦不下來；半夜輾轉難眠、清晨昏昏欲睡，卻又不斷感到飢餓與疲憊。這些現象常被歸咎於壓力大、代謝差，但實際上，背後往往有一個被忽視的根源——瘦素阻抗。而影響這一切的「隱形力量」，竟然不是你吃了什麼，而是你每天接收了多少「光」。

對瘦素訊號的麻痺，與光線的節律干擾息息相關

瘦素，是由脂肪細胞釋放的荷爾蒙，它的任務是向大腦下視丘傳遞訊號：「能量夠了，不需要再吃了。」這個訊號最終會傳送到下視丘的飽食中樞，抑制食慾、促進能量消耗，是身體調控代謝與體重的重要開關。然而，在瘦素阻抗的狀態下，大腦彷彿對這個訊號「聽不見」，即便脂肪細胞瘋狂釋放瘦素，身體還是飢餓感強烈、食慾高漲，能量調節機制徹底失靈（參見圖示第 129 頁「瘦素—黑色素—皮質醇—代謝連結」）。

這種對瘦素訊號的麻痺，與光線的節律干擾息息相關。白天若能適當曝曬陽光（特別是 UVB 光），可以提高大腦下視丘對瘦素的敏感度，避免脂肪細胞過度分泌瘦素；相反地，若夜晚長時間曝露於藍光（例如手機、電視、LED 燈），則會降低下視丘對瘦素的敏感度，即使脂肪細胞大量分泌瘦素，大腦還是沒有收到能量滿足

的訊號，導致需要更多的脂肪細胞製造瘦素。由於大腦持續感到飢餓，必須透過暴飲暴食來增加脂肪。這種對於瘦素敏感度下降造成暴食，藉由增加脂肪細胞來提升血液中瘦素濃度的失調現象就是瘦素阻抗。

這就像是一台被錯誤訊號干擾的機器，節奏錯亂、功能失衡，最終引發肥胖、睡眠障礙與代謝症候群的惡性連鎖。

人體內部光能與代謝的交匯軸

下視丘是這條代謝通路的中樞神經樞紐。當瘦素訊號順利被下視丘弓狀核接收後，下視丘會進一步啟動 POMC 基因，促使身體合成 α- 黑色素刺激素（α-MSH），一種具有促進代謝與黑色素生成的多功能分子。

黑色素本身具有半導體的特性，可以吸收光能後釋放電子與生物光子，不僅協助粒線體產能，更能調節整體生理節奏，間接強化瘦素的回饋機制。

與此同時，藍光還會透過視網膜傳遞訊號到下視丘，刺激 ACTH 分泌皮質醇，協助早晨甦醒。然而，若這樣的藍光曝露發生在深夜，皮質醇將居高不下，干擾胰島素分泌、抑制褪黑激素，使整體代謝節奏陷入混亂。

這條「瘦素—POMC—黑色素—皮質醇」的路徑，是人體感知能量是否匱乏或是過剩的調控系統，也是人體內部光能與代謝的交匯軸。

瘦素—黑色素—皮質醇—代謝連結

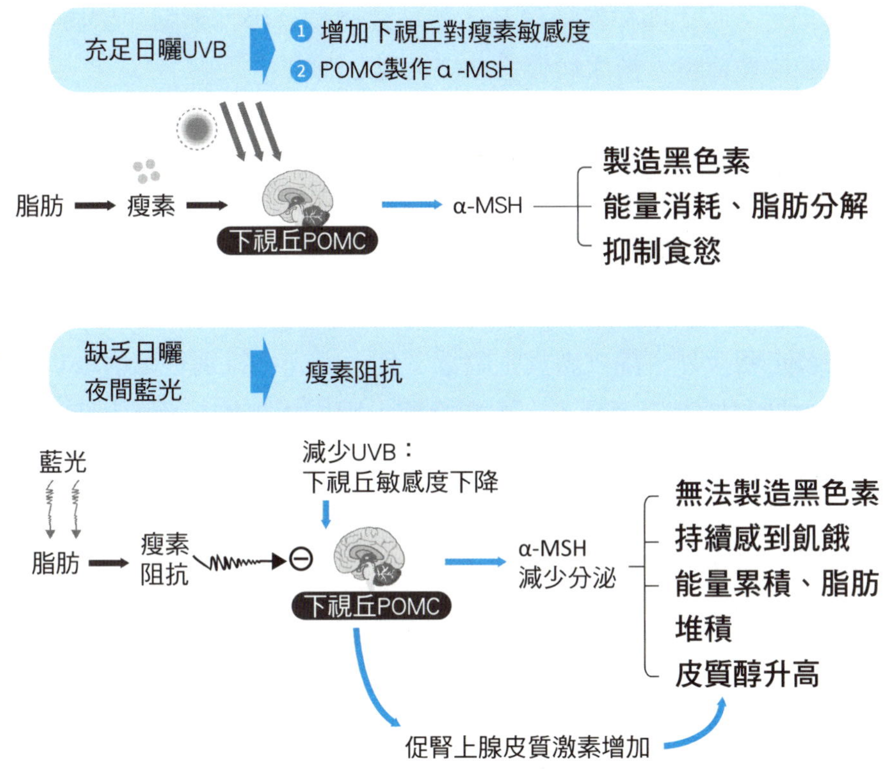

充足日曬UVB
1 增加下視丘對瘦素敏感度
2 POMC製作α-MSH
脂肪
瘦素
下視丘POMC
α-MSH
製造黑色素
能量消耗、脂肪分解
抑制食慾
缺乏日曬
夜間藍光
瘦素阻抗
藍光
脂肪
瘦素
阻抗
減少UVB：
下視丘敏感度下降
下視丘POMC
α-MSH
減少分泌
無法製造黑色素
持續感到飢餓
能量累積、脂肪
堆積
皮質醇升高
促腎上腺皮質激素增加

當它運作順暢，身體就能依循節律進食、休息、燃燒脂肪；一旦節律崩潰，就如同火車脫軌，能量使用效率低落，進一步引發胰島素阻抗。這時，即便血糖飆升、胰島素拚命分泌，細胞卻依舊無法有效吸收葡萄糖，糖尿病與慢性發炎隨之而來。

重啟光節律：接對的光、避錯的光

那麼，該如何重新校正這一切？答案不是斷食、節食或拚命運動，而是從「重啟光節律」開始。

清晨走到戶外，讓皮膚與眼睛感受到太陽光，特別是照射 UVB，能有效抑制瘦素過度分泌，重新喚醒大腦對瘦素的感應力。夜晚則應降低藍光曝露，以紅光取代一般夜間照明，並且使用過濾藍光的眼鏡。透過紅光與遠紅外線的照射，能量能穿透皮膚，進入下視丘與脂肪細胞，促進粒線體代謝、抗氧化與抗發炎，修復光受損的節律中樞。

換句話說，真正的代謝逆轉之道，不只是少吃多動，而是「接對的光、避錯的光」。當身體重新對光敏感，大腦重新聽得見瘦素的聲音，能量就會再次開始流動。從光線出發，從皮膚與視網膜開始，喚醒的是整個身體深層的代謝節奏與自癒能力。也許你會發現，那些困擾你許久的「瘦不下來」、「睡不好」、「總是累」，其實都只是身體在告訴你：「我失去了光的節律。」

4.12 瘦素阻抗到胰島素阻抗：光與代謝的鏈鎖效應

令人擔憂的是，瘦素阻抗往往是胰島素阻抗的前奏。當大腦接收不到「吃飽了」的訊息，食慾便會無節制地上升，脂肪不斷堆積，血糖持續飆升，胰島素被迫大量分泌來應對，最終導致胰島素受體變得不再敏感，也就是所謂的胰島素阻抗，從而開啟了高血糖、慢性發炎、睡眠障礙與荷爾蒙失調的惡性循環。

重建光與代謝的通道

想要打破這個連鎖反應，我們必須從「光節律」重新著手，提升下視丘對瘦素的敏感性以及重建下視丘正確的日光調控機制。

首先，每天接收清晨 10 點的陽光，不僅可以藉由逐漸增強的藍光校正生理時鐘，並且利用 UVB 提高下視丘對瘦素的敏感度，讓大腦準確感知飽食與能量狀態。接著，在日落後避免含有大量藍光的人造光源，是恢復夜間修復節律的關鍵。若無法完全避免，則可改用紅光或遠紅外線照明以及去藍光眼鏡，既不干擾褪黑激素的分泌，又能溫和地刺激粒線體進行夜間代謝修復。

此外，紅光療法或遠紅外線裝置也可作為輔助工具，透過改善粒線體功能，來幫助下視丘細胞恢復對瘦素與代謝訊號的感應力。

這整個調節過程背後，其實隱藏著一條生理的「光—代謝通道」。脂肪細胞釋放瘦素後，透過 POMC 路徑活化 α-MSH，啟動黑色素生成；黑色素在陽光的作用下吸收光能，釋放電子與生物光子，這些能量不僅支持粒線體的運作，還能提升整體代謝效率；而藍光透過視網膜感光細胞進入下視丘，活化 ACTH 與皮質醇，讓我們在白天保持清醒與行動力。這三者之間的互動關係，形成了光、代謝與情緒的協奏循環。

問題出在你每天接觸的光是錯的！

當這條通路失衡，也就是白天接觸太少陽光、晚上過多的人造光源時，整個節律就會錯亂。大腦持續處於「清醒與壓力」的狀態，睡眠品質下降、褪黑激素分泌受阻、脂肪堆積與食慾亢進同步發生。這時你或許會以為自己吃錯了、動得不夠，但實際上，問題可能出在最不起眼、最被忽略的部分——你每天接觸的光，是錯的。

瘦素阻抗、胰島素阻抗、糖尿病與慢性代謝失衡，不只是飲食結構的問題，而是光節律錯誤造成的生理誤解。身體不是機器，不是靠熱量與公式來計算，而是靠節奏與訊號來協調。而光，就是這個節奏最原始、最重要的指令來源。

回歸自然節律，從曬對光開始，才能真正重啟身體的能量調控系統。重新讓瘦素被聽見，讓下視丘重新對時，才能在這個文明失調的世界中，找回真正的代謝平衡與健康節奏。

4.13 瘦素 × 黑色素 × 皮質醇：打造人體節律的三重奏

我們過去一直強調「吃多少、動多少」決定健康，但忽略了最根本的——生理節奏。

一套自動校正與能量調控系統

在我們的身體裡，有三位默契十足的節奏合奏者——瘦素、黑色素與皮質醇。就像音樂需要節拍，身體也需要光與荷爾蒙交織出的韻律。

- 瘦素是指揮棒
- 黑色素是能量引擎
- 皮質醇是時鐘與加速器

這三位主角組成一套自動校正與能量調控系統，透過陽光、皮膚、眼睛與大腦，共同維繫身體的運作節奏。

它們不是獨立運作的單一激素，而是組成了一套從日出到日落、從飽食到修復、從行動到睡眠的完整生理節律系統。理解這三者之間的關係，就像理解一場交響樂的節拍規律，任何一個音符出錯，整場樂章就會變調了（參見第 134 頁圖示「藍光、食物、POMC、皮質醇關係圖」）。

藍光、食物、POMC、皮質醇關係圖

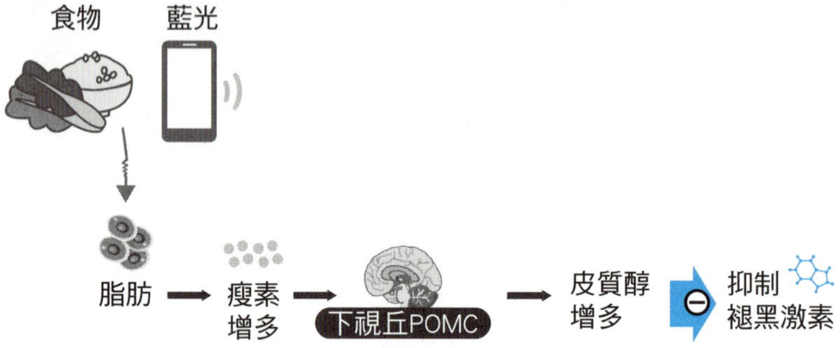
食物
藍光
脂肪
瘦素
增多
下視丘POMC
皮質醇
增多
抑制
褪黑激素

讓細胞順利充電、修復與代謝

一切的序曲始於瘦素的出現。當脂肪細胞儲存了足夠能量，就會釋放瘦素作為訊號，告訴大腦：「我們吃飽了，現在該轉向消耗而不是儲存。」這個訊號傳遞到大腦的下視丘弓狀核（Arcuate Nucleus），進而啟動 POMC 神經元。當這個基因被活化，便會開始製造 α-MSH——這是一種黑色素刺激素，同時也是打開第二階段節奏的關鍵。

α-MSH 不僅可以藉由增強下視丘對血液中瘦素敏感度達到調控飽食與代謝的指令，它還可以啟動黑色素生成。黑色素細胞存在於我們的皮膚、毛囊、視網膜、內耳甚至腦部黑質中，一旦被啟動，它們開始吸收來自陽光中的光能，將光轉換為生物可用的能量形式，包括電子、氫氣、氧氣與生物光子。

這些原料不只是供給粒線體製造 ATP，同時也強化細胞膜電位與整體的生物電流網絡。黑色素因此成為身體光能轉換的引擎，讓細胞充電、修復與代謝得以持續。

只要清晨的藍光，避免夜晚的 3C 藍光

在這場節奏演奏中，藍光則負責敲響清晨的鐘聲。當早晨的藍光進入眼睛，它會被視網膜中的黑視素細胞（intrinsically photosensitive Retinal Ganglion Cells, iPRGCs）接收，透過視交叉上核（SCN）傳到下視丘，進一步啟動 CRH（促腎上腺皮質激素釋放因子）、ACTH 與皮質醇的釋放鏈。

皮質醇是一種晨間的推進激素，幫助你清醒、動員血糖、準備迎接一天的挑戰。然而，如果你半夜還在滑手機、盯著螢幕，大量的藍光持續刺激導致皮質醇的持續升高，抑制褪黑激素的釋放，進而干擾睡眠與夜間修復。此時雖然血液中含有大量脂肪細胞釋放的瘦素，但大腦下視丘卻無法感知瘦素的存在，反而因只有接收到飢餓素，而感到食慾大增，養成了夜晚吃消夜的習慣。

清醒與沉睡、飢餓與飽足、活力與疲憊

陽光中的 UVB 可以提升下視丘對瘦素的敏感度，如果長期缺乏日曬（UVB），下視丘發炎敏感度下降無法感知瘦素，POMC 基因無法啟動，導致無法切割出 α-MSH（黑色素刺激素），身體不僅失去代謝調控能力，造成脂肪無法分解、抑制食慾，同時也無法生成黑色素導致粒線體缺乏原料供應（電子、氧氣、氫氣、光子），更進一步的造成粒線體效能下降，細胞加速退化。

長期夜晚曝露藍光讓皮質醇過度分泌，抑制褪黑激素分泌使得睡眠品質下降，壓力荷爾蒙居高不下。在缺乏日曬和大量夜間藍光雙重夾擊下，造成血液中大量累積瘦素，皮質醇大量分泌，身體就會

UBV增加下視丘瘦素敏感度、α-MSH黑色素形成

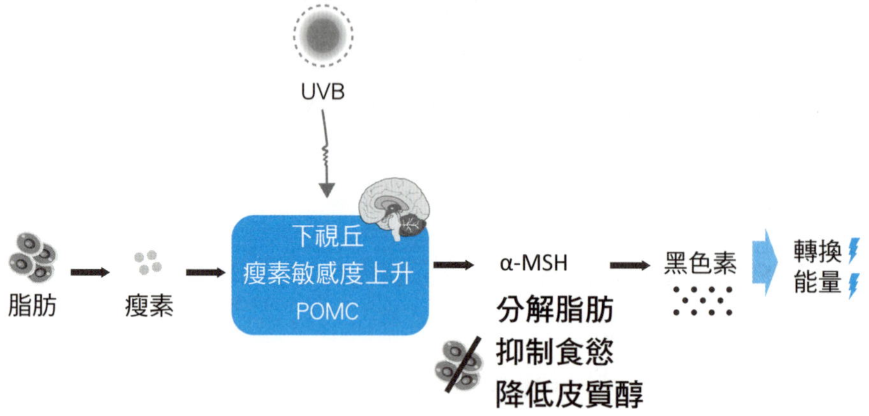
UVB
脂肪
瘦素
下視丘
瘦素敏感度上升
POMC
α-MSH
黑色素
轉換
能量
分解脂肪
抑制食慾
降低皮質醇

走向失調。這樣的循環讓下視丘逐漸變得對瘦素「聽不見」，導致瘦素阻抗惡化，進而造成胰島素阻抗、血糖異常與代謝疾病的惡性風暴。

反之，若這三者能夠和諧運作，就能形成一套日夜有序、能量充足、情緒穩定的節律系統。白天，陽光讓黑色素吸收能量、瘦素與皮質醇協同調節代謝與行為；夜晚，黑色素轉為修復模式、褪黑激素分泌、粒線體清除自由基，讓身體進入深層休息與再生（參見上圖）。

我們過去總把健康歸結於「吃得多與少」、「動得勤與否」，卻忽略了更核心的生命節奏。瘦素，是體內的能量傳令兵；黑色素，是接收光訊號的轉換站；皮質醇，則是應對環境與啟動行動的時鐘。他們共同協奏出的節拍，決定了你清醒與沉睡、飢餓與飽足、活力與疲憊的邊界。學會用光調節這套三重奏，你的代謝、情緒與健康，就能真正「對上拍子」。

4.14 光節律錯亂症候群的防治對策

光不是毒，也不是藥，而是人體設計裡最原始、最重要的節奏來源。當代許多慢性疾病的背後，可能藏著一個被忽略的關鍵：我們的身體正逐漸「缺光」。

現代文明的副產品：光營養失衡

這不是陽光不足所帶來的維生素 D 缺乏這麼簡單，而是一種更深層的「光營養失衡」，也被稱為光節律錯亂症候群（Circadian Rhythm Disorder）。

即便你每天吃得健康、運動規律、補充保健品，但如果身體沒有接收到正確的光訊號，生理節奏就無法啟動，大腦與細胞就無法分辨「現在該做什麼」，進而導致代謝、免疫、情緒與睡眠等全面性問題。

這種錯誤的光照型態，其實是現代文明的副產品。過去，我們的身體節奏是跟著太陽走的——早上太陽升起，藍光進入眼睛與皮膚，啟動生理時鐘與皮質醇，讓人清醒；中午陽光正強，UVB 幫助生成黑色素與調節瘦素，穩定食慾與能量代謝；傍晚紅光變多，身體感受到「日落」的訊號，開始降低皮質醇，轉向褪黑激素的製造。

但今天，我們早上沒有曬到太陽，晚上卻仍在 LED 燈光與手機藍光下活動，結果日夜節律完全錯位，生理系統失控（參見第 129 頁圖示「瘦素－黑色素－皮質醇－代謝連結」）。

最早出現錯亂的，就是大腦的下視丘與調整生理時鐘的視交叉上核（SCN）。這些區域主導瘦素、皮質醇、黑色素、胰島素與褪黑激素的節律性分泌。一旦這些指揮中心失衡，整個荷爾蒙與代謝鏈條就會出錯，造成食慾異常、肥胖、血糖波動、失眠、憂鬱、慢性疲勞與發炎等症狀。

重新讓光線與身體節奏對齊

這不是因為你做錯什麼，而是「身體一直收不到正確的訊號」。日光中的紅外線與UVB，能啟動黑色素釋放能量，抑制瘦素過度分泌並提升其敏感度；而早晨的藍光可以調節皮質醇分泌，幫助我們進入日間模式；入夜後紅光與黑暗則是褪黑激素上升的必要條件。然而，大多數人卻生活在一種「錯誤的光環境」中，早晨不出門、午間不曬太陽、晚上仍用藍光工作與娛樂，導致生理節奏始終無法同步。

要恢復這一切，並不難。從每天早上曬10分鐘太陽開始（即使陰天也有效），能幫助下視丘與生理時鐘同步，重啟粒線體代謝。晚上則減少藍光曝露，改用紅光照明，模擬日落的環境。若條件許可，也可以適當使用紅光與遠紅外線設備，幫助細胞修復與放鬆，補足因長期日照不足而失去的能量刺激。

最關鍵的是——在睡前一小時關燈，讓真正的黑暗進入生活，才能讓褪黑激素自然升起，引導身體進入深度修復與免疫再生的節奏。

這就是「光營養」的概念：將光視為一種生理訊號、一種代謝開關、一種節律養分。當我們重新讓光線與身體節奏對齊時，許多你以為的「難解症狀」，其實會悄悄自動歸位。

4.15 重拾光的節律生活

身體需要精準的時鐘，光線環境的調整是最重要的關鍵。當你與自然光的節奏同步，會慢慢發現：白天精神更飽滿，夜晚的睡眠也更深沉；食慾趨於穩定，身形自然回歸平衡；情緒平和，思緒更加清晰。而身體的自我療癒能力，正是建立在光與暗交替的節奏之上。

我們不一定真的缺乏藥物

人類並不只是靠著進食存活，更是在光的喚醒之下展開每一天。即使醫學持續進步、營養補充日益齊全，若我們每日接收的是錯誤的光、或是根本曬得不夠，身體內部的生理節奏就會逐漸失準。這樣的偏移會悄悄地反映在生活中——難以入睡、早上無法清醒、代謝緩慢、情緒低落，甚至是慢性發炎不斷復發。

我們不一定真的缺乏藥物，有時候，身體只是單純缺乏光，或者更準確地說，是缺少了「對的光」。只有當我們重新與光建立正確連結，身體才會再次聽懂節奏，回歸自然的平衡狀態。

光節律生活法：重建與自然對時的 4 個原則

- **早晨的光，就是身體的啟動鑰匙**

每天起床後的 30 分鐘內，務必到戶外接受自然陽光，至少 15 分鐘。即使是陰天，自然光的光強也遠遠高於室內燈。這道光充滿了紅光、近紅外線，以及適度的藍光能幫助重新設定生理時鐘，讓皮質醇自然上升、並在傍晚自動下降，回歸原始節律。

- **白天曬身體，不只是補維他命 D**

皮膚不只是保護層，它參與能量轉換、瘦素調節、黑色素生成與粒線體支援。每天最少曬 15 ～ 30 分鐘，10 點以後含有 UVB 的陽光，能啟動 α-MSH，穩定代謝與食慾。

- **夜間保持非黑即紅的照明狀態，幫助身體「關機」，使用紅光為夜間照明，尤其是在使用 3C 產品時建議利用黃光緩解藍光的傷害**

入夜後盡可能保持黑暗，避免人造光源，尤其是藍光，包括手機、平板與白燈。換上紅光燈泡，不僅可以平衡藍光，同時也可以就像模擬日落的訊號一樣，讓皮質醇下降，褪黑激素開始分泌，身體進入準備休息的節奏。

- **補光而非亂光：使用紅光補回白天缺失**

如果白天曝曬不足，可以選擇 660 ～ 850nm 波段的紅光或近紅外線（NIR）設備，溫和地照射 15 至 30 分鐘，幫助粒線體修復，提升細胞功能與自癒能力。記得避免高熱與直射眼睛。

更智慧地與 3C 共存

3C 產品與室內生活已無法完全避免，但我們可以選擇更智慧地使用它們。你不需要回到石器時代，也不必當光線的奴隸，但你可以成為光的駕馭者。

- 早晨出門走走，讓自然光打進眼睛與皮膚
- 晚上開啟紅光模式
- 辦公桌加裝紅光成分較高的鹵素燈或鎢絲燈（比較接近陽光光譜帶狀分布的特性）
- 日間使用黃色濾光片，傍晚換成橘色鏡片，睡前 30 分鐘換成紅色濾光，幫助節律自然切換

4.16 光的荷爾蒙：維生素 D

維生素 D，這個被歸類為「維生素」的物質，其實更像是一種光線驅動的荷爾蒙。它不只是調節鈣磷代謝、促進骨骼健康，還參與免疫、心血管、大腦與代謝系統的運作。

維生素 D 對健康至關重要

與我們熟知的其他營養素不同，維生素 D 的主要來源不是食物，而是陽光——當皮膚接觸到特定波長的 UVB 光線時，人體會自動啟動一連串合成程序，自行「製造」這個關鍵荷爾蒙。

當皮膚接觸波長約為 290 ～ 315nm 的 UVB 光時，表皮內的 7-去氫膽固醇(7-DHC)會吸收光能，轉換成前維生素 D_3（Previtamin D_3），再在體溫的作用下轉化為維生素 D_3（Cholecalciferol）。這種脂溶性物質接著經由血液中的運輸蛋白送往肝臟與腎臟，分別轉為 25(OH)D（臨床檢測用指標)與最終具有活性的 1,25(OH)$_2$D，進而發揮其全身性的調節功能。

維生素 D 與身體健康狀態息息相關：它提升鈣磷吸收、強化免疫細胞對病毒與腫瘤的防禦力，對心血管與神經也有穩定作用，甚至被發現參與胰島素敏感性與血糖調節。越來越多研究也開始關注它在預防某些癌症中的潛在角色。

維生素 D 的全身功能

功能類別	功能說明
骨骼健康	促進鈣磷吸收與骨骼礦化
免疫調節	增強免疫力並降低慢性發炎
心血管保護	維持血管內皮健康，降低動脈硬化風險
神經穩定	幫助情緒調節與大腦功能
代謝支持	參與胰島素敏感性與血糖調控
抗癌潛力	在部分研究中顯示能抑制癌細胞增生

缺乏維生素 D_3，動脈硬化、心血管疾病風險高

然而，現代生活大幅減少我們曝曬自然光的機會，使得光合成的維生素 D 量大幅下降。雖然可以透過補充劑補足，但這並不等同於自然合成。特別是來自陽光的維生素 D，同時會經由皮膚中的硫轉移酶進一步轉化為 D_3 sulfate（硫酸化維生素 D_3），這是一種水溶性、帶負電的特殊形式，能自由在血液中循環、延長作用時間，並穩定血管壁的電荷環境。

美國麻省理工學者 Dr. Stephanie Seneff 提出研究成果表示：如果缺乏 D_3 sulfate，可能會導致血管失去負電荷保護膜，使鈣離子沉積於血管壁，增加動脈硬化與心血管疾病風險。也就是說，單靠口服脂溶性 D_3 可能會促進鈣吸收，卻無法提供足夠的血管壁負電荷保護膜，反而帶來副作用。

從這個角度看，自然日曬就像是身體的光充電機，不但提供維生素 D3，更同步產生具有負電荷的硫酸化維生素 D（D_3 sulfate）。這不僅是骨骼健康的保障，更是電荷、代謝與循環系統的智慧平衡。

影響維生素 D 合成的三大因素：膚色、緯度、時間

深色皮膚含有較多黑色素，會阻擋 UVB 的穿透，維生素 D 合成效率相對較低；高緯度地區冬季陽光角度偏斜，UVB 幾乎無法抵達地表；而只有在上午 10 點至下午 2 點間，UVB 才能充足地照射皮膚。

根據不同膚色與緯度，所需日曬時間也會有所不同。白皮膚者在熱帶地區僅需每日 10 ～ 15 分鐘日照；而黑皮膚者若身處高緯度地區，甚至需每日 1 ～ 2 小時，或仰賴額外補充。

若無法達到足夠日曬，成人每日可補充 1000 ～ 2000IU 維生素 D_3。對於深膚色、高緯度或長期居家族群，可適當提高至 2000 ～ 4000IU。正常狀態當血中 25(OH)D 濃度應該不低於 20 ～ 50ng/mL，若低於 20ng/mL 時，建議在醫師指導下短期補充更高劑量（如 5000IU）以快速回補。

依照美國知名量子生物學家 Dr. Jack Kruse 的建議若是小於 60ng/mL 代表日照不足，不單純只在維生素 D 的代謝，更影響到黑色素參與能量代謝不足的問題。

維生素 D 補充劑 ≠ 自然日曬：硫酸化維生素 D_3 的關鍵差異

來自日曬的維生素 D 具有雙重形式：脂溶性的維生素 D_3 與水溶性的硫酸化維生素 D_3（D_3sulfate）。兩者共同存在於血液中，一個作為即時的活性荷爾蒙，一個作為緩釋儲存與電荷穩定劑。

而市售補充劑僅為脂溶性 D_3，不含硫酸化形式，因此難以提供負電荷屏障的功能，反而在缺乏鋅、硫磺與 K_2、鎂等輔助因子的情況下，可能造成高鈣血症與血管鈣化（參見右頁圖）。

- **自然日曬 → 維生素 D_3+ 硫酸化維生素 D_3（D3sulfate）→ 平衡吸收與負電荷保護層 → 健康代謝**
- **補充劑 → 僅有維生素 D_3→ 缺乏負電荷保護層 → 增加鈣沉積、血管鈣化的風險**

維生素 D 不只是營養補充的選項，它是來自陽光的智慧調節工具。透過適當的日照，你不只合成了骨骼需要的 D_3，也啟動了電荷保護、免疫穩定、代謝節律與心血管平衡。

陽光不只是能量的來源，它是調節人生節奏的原始開關。重拾與陽光的連結，讓身體重新啟動，這是一種你每天都可以選擇的自然療癒力量。

口服D_3 vs. 日曬D_3

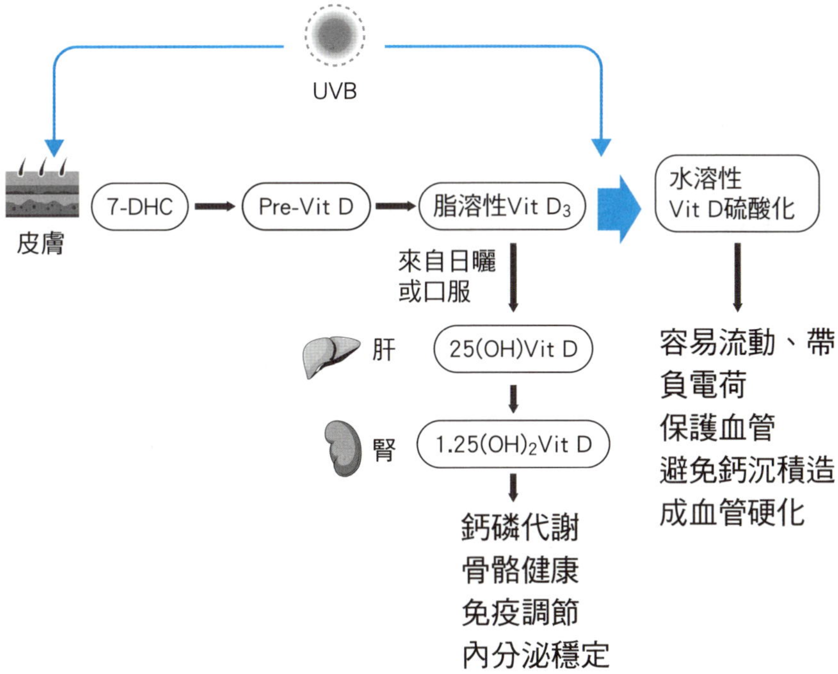
UVB
皮膚
7-DHC
Pre-Vit D
脂溶性Vit D_3
水溶性
Vit D硫酸化
來自日曬
或口服
肝
25(OH)Vit D
腎
1.25$(OH)_2$Vit D
鈣磷代謝
骨骼健康
免疫調節
內分泌穩定
容易流動、帶
負電荷
保護血管
避免鈣沉積造
成血管硬化

第 5 章

生物光子：人體內部光通訊系統

「生物光子」（biophotons）是指生物體在無外部光照的情況下，自己釋放出的極微弱光子，它是細胞之間溝通的重要媒介，更與生命的同步性、量子共振、生物電和能量場等概念緊密相關。

你可以在李政家博士的
YouTube 頻道觀看本章重點

5.1 細胞真的會發光：生物光子的故事

「生物光子」（biophotons）是指生物體在無外部光照的情況下，自己釋放出的極微弱光子（UPE, Ultraweak Photon Emission）。這些光子的波長範圍大致涵蓋從紫外線的 UVC 波段（約 100 奈米）延伸至可見光與近紅外區域（約 800 奈米）。

生命是「光」精密調控的動態秩序

生物光子雖然肉眼無法直接察覺，或許你會覺得既然是極弱的光子，能量強度低無足輕重；但是，在奈米尺度的距離內，這些光子所攜帶的能量卻不容小覷，實則像是近距離內打出一顆威力強大的砲彈，足以對鄰近細胞產生巨大的影響。

更引人注意的是，生物光子的釋放並非雜亂無章。科學研究顯示，健康細胞所發出的光具有高度的相干性（coherence），亦即這些微弱光子之間具有共振同步與協調性，就像雷射光般呈現出有秩序的波動與方向性。這種特性讓人推測，生物光子並不只是細胞代謝的副產品，更可能是細胞之間進行溝通與協調的重要媒介。

換言之，細胞或許不僅透過化學物質或電位差進行訊息傳遞，也可能透過「光」來實現更高階的同步與信息整合。生物光子的研究正逐步揭示，生命本身不只是生化反應的總和，更是一種被「光」精密調控的動態秩序。

這場關於光與生命的對話，或許正是連結物質與意識、身體與能量醫學的橋梁。

光是細胞交流與調控的重要媒介

早在20世紀初，俄國生物學家亞歷山大·古爾維奇（Alexander Gurwitsch）博士就首次發現了生物光子的存在。

他於1923年的經典「洋蔥實驗」中觀察到：一株洋蔥根尖釋放出的一種神祕輻射，可刺激鄰近另一株洋蔥根的細胞分裂。古爾維奇將這種現象稱為「有絲分裂射線」（mitogenetic radiation），並推論這種微弱的紫外線光子訊號能促進細胞分裂、調控生長。

在當時，他已大膽提出：光可能是細胞交流與調控的重要媒介。雖然這一發現當時引起廣泛關注，但由於技術限制，後續很多研究未能穩定重現此結果，使該理論一度沉寂。

健康細胞的光子有序同步，癌細胞的光子則雜亂無序

到了1970年代，德國生物物理學家弗里茨-阿爾伯特·波普（Fritz-Albert Popp）博士重新喚起了學界對「生物光子」的興趣。波普精確測量了各種生物細胞持續發出的微弱光子，證實每個活細胞都穩定地發光。

更令人驚奇的是，波普發現這些光子具有高度相干性和週期性，彷彿細胞內部存在一個有序的光通訊網路。他提出著名的生物光子

理論：DNA 等生物大分子可能是生物光子的主要來源與儲存庫，細胞透過這些內在的「光訊號」來傳遞大量資訊並協調生命過程。

波普的實驗顯示，健康細胞群體的光子發射呈現有序同步，而癌細胞等失調狀態下的光子發射則變得雜亂無序。他甚至發現食物的好壞也與生物光子有關：天然有機的食物能釋放出更強且更和諧的生物光子，而加工不良的垃圾食物幾乎不發光。

由此可見，生物光子可能正是生命運作的潛在語言，透過光的交流來維持體內的協調和平衡。

5.2 解密體內神奇的生物光子

生物光子究竟從何而來？科學研究提出了多種機制與來源。

生物光子的來源與生成機制

簡單來說，生物光子可以將之視為人體內部複雜的新陳代謝「副產物」，同時也是潛在的訊息載體。接下來，分享幾個重要的論點。

- **天然色素與半導體特性**

人體內存在一些能吸收電磁輻射的色素與分子，例如皮膚與大腦中的黑色素、血液中的血紅素，以及細胞膜中的類胡蘿蔔素和脂質雙層等。這些分子具有類似半導體的特性，能夠吸收光能並激發電子。

例如黑色素可廣泛吸收從 UVC 到可見光的光子，血紅素對特定波長的光（如綠光和可見光區）有強吸收。當這些分子的電子被光激發到較高能階後，會很快掉回基礎能量狀態，同時以光子的形式釋放多餘能量——這就是一種生物體內的「螢光」機制。雖然單個分子釋放的光子非常微弱，但體內無數此類分子的協同作用，累積起來便形成可測得的生物光子流。

- **新陳代謝與化學反應**

細胞代謝過程本身也會產生光子。粒線體的電子傳遞鏈在將食物轉化為能量的過程中，電子沿著酶複合體傳遞，最終與氧氣結合形成水。其中一小部分電子並未完全以化學鍵能形式被利用，而是以高能狀態釋放，轉化為光子。特別是在產生活性氧（ROS）或自由基的情況下往往會放出微弱的光。

例如，過氧化氫分解、生物膜脂質過氧化反應等，都可能誘發可見光或 UV 光子的釋放。這使得生物光子被認為是細胞氧化壓力和代謝活動的指標之一：新陳代謝越活躍或者氧化壓力越高，細胞可能釋放越多的自發光。

● 血紅素與氧合作用

Roeland Van Wijk 和 Voeikov 等人，在血液與免疫細胞中測得微弱的生物光子釋放，代表紅血球中的血紅蛋白在運輸氧氣的同時或許也釋放光子。當血紅蛋白從攜帶氧氣的狀態轉變為去氧狀態（將氧氣釋放給組織）時，伴隨發生結構和能量的改變。科學家推測這種能量轉換的一部分可能以光量子的形式釋放出來。

雖然這種光非常微弱難以直接測定，但它提供了一種獨特的視角：血液流動本身可能在體內形成「光的脈動」。每當血紅素分子交出氧氣，就像細微的閃光燈釋出一粒光子，為組織帶來供氧訊號的同時，也發出光信號。

這種機制目前仍在研究與推論中，但它暗示生物光子可能深度嵌合在我們生命最基本的呼吸與循環過程中。

● 細胞分裂與染色體輻射

正如古爾維奇當年的發現（參見第 148 頁），細胞在有絲分裂過程中會產生生物光子，並達到釋放高峰。染色體在複製和分離時，

DNA 分子結構發生扭轉與重新組裝，會激發出紫外光子——即古爾維奇稱之為「有絲分裂輻射」的部分。

現代實驗也證實，培養細胞在分裂週期中特定階段，其發射出的超微弱生物光子會顯著增強，且與細胞分裂的變化週期高度相關。這意味著細胞可能利用自身發出的光來同步週期：一個細胞分裂時放出的光子，可以被鄰近細胞吸收，從而促使它們也進入分裂或完成某種功能。

這種透過光子傳遞資訊的方式，讓多細胞生物得以在缺乏直接接觸的情況下協調發育和生理活動。

- **腸道菌與腦腸軸的「光通訊」**

令人著迷的是，科學家開始探索我們體內腸道菌群是否也參與了超微弱生物光子的產生與訊息傳遞。腸道中某些共生細菌的新陳代謝可能會釋放 UVC 波段的光子，作用在腸黏膜內的感光受體或感光分子上。

有假說認為，這些微弱的紫外線訊號可以促進腸道內特定細胞釋放神經遞質，例如血清素和多巴胺。因為人體約有九成的血清素是在腸道製造的，若腸道菌發出的光子能影響腸道內分泌細胞，等於提供了一條前所未見的腸—腦交流途徑。光子在腸道中產生，經由神經或體液路徑將訊息傳至大腦，可能解釋為何腸道菌會影響人的情緒和行為。

目前，腸道菌透過「光通訊」調控宿主生理仍屬於前沿假說，相關實驗證據正在逐步累積。然而，這一構想為腸腦軸研究引入了全新維度：除了化學信號和神經信號外，或許還存在著光子作為信使的精巧機制。

5·3 生物光子的通訊功能：從細胞同步到能量場

隨著生物光子的奧祕逐漸被揭開，不同領域的科學家對此提出了種種見解，將生物光子與生命的同步性、量子共振、生物電和能量場等概念聯繫在一起。

不同領域的科學家針對生物光子的重大發現

- **亞歷山大．古爾維奇：從光視角理解細胞同步**

亞歷山大．古爾維奇（Alexander Gurwitsch）做為生物光子研究的先驅，古爾維奇早在百年前即預見了非化學性的細胞通訊可能存在。他認為微弱的紫外線光（有絲分裂射線）或許正是細胞分裂與生長的觸發因子，細胞透過發射和感應這種光來協調彼此的行為；更進一步提出生命體內存在一種「形態發生場」（morphogenetic field），此場可能由光子等因素構成，用以指導胚胎發育和組織再生。

近期的實驗連結了他的發現與現代生物光子概念，證實許多生物（從細菌到動物）皆有超弱光子的發射，並可能對鄰近細胞產生「遠距離影響」。

古爾維奇的遠見為我們理解細胞同步提供了光的視角：也許細胞並非僅靠化學濃度梯度來互相影響，還透過了看不見的光子在遠端協調。

• 弗里茨 - 阿爾伯特·波普：主張光是生命的語言

弗里茨 - 阿爾伯特・波普（Fritz-Albert Popp）博士是現代生物光子理論的主要奠基者，強調量子相干在生物系統中的重要性。他認為，每個活細胞都彷彿置身於一個光的場域，在這個場域中，光子被高度有序地儲存和釋放。

波普推測 DNA 是這個相干光場的核心——DNA 分子既能當作光的來源，也能充當接受與共振的天線。他認為這種光場可以攜帶巨量資訊，遠比化學擴散來得快速。因此，波普主張「光是生命的語言」，生物光子是細胞交流的信息載體，可能調控從酵素反應到細胞分裂的一切過程。

• 道格拉斯・C・華萊士：強調粒線體能量失衡會引發疾病

美國遺傳學家道格拉斯・C・華萊士（Douglas C. Wallace）博士以粒線體研究聞名，他的觀點從另一角度佐證了生物光子研究的重要性。華萊士強調能量對生命現象的核心作用。

他指出細胞產生絕大部分能量的場所——粒線體——絕非可有可無；若粒線體功能受損，能量不足，許多退行性疾病便隨之而來。這暗示著，只要能量在，生命各部分就能協調運作；反之，能量缺乏則系統失調。當我們將「能量」擴展到包括電磁能量與光量子時，華萊士的觀點意味著生物光子這類能量形式不容忽視。

實際上，粒線體代謝所驅動的微弱光子，可能對細胞核 DNA 以及細胞傳遞訊息。華萊士的「粒線體病理學」強調能量失衡會引發疾病，因此我們可以推測：如果能透過生物光子來監測細胞能量狀態，甚至矯正能量分布（例如以光療法影響粒線體功能），將為醫學帶來新的突破。

● 何梅婉：倡導生物體的整體相互干擾共振

英國生物物理學家何梅婉（Mae-Wan Ho）博士致力於闡明生命的物理基礎，她倡導生物體的整體相互干擾共振的概念。何梅婉指出，一個由無數分子、細胞組成的有機體之所以能作為協調統一的整體運作，是因為內部存在著跨尺度的同步和共振。

她提出，生物體內可能存在長程的能量連續統一體，透過電磁波（光子）將全身各處連接起來。當刺激某處時，光子場的整體共振反應能快速分布資訊，使整個生物體產生協調回應。

這種觀點拓展了我們對量子共振在生物系統中角色的理解：生命並非各部分各自為政的機械拼湊，而更像一群量子交響樂團，每個演奏者保有自己的本性，但彼此間卻可以透過光的音符保持和諧共鳴。

● 康斯坦丁．科羅特科夫：情緒、意念與意識會改變光子能量場

俄羅斯物理學家科康斯坦丁．科羅特科夫（Konstantin Korotkov）教授則將生物光子研究延伸到人體能量場與意識的領域。他利用改良的克里安攝影術（氣體放電顯像 GDV）攝錄人體周圍由電子和光子構成的光輝能量場。他的研究表明，人體時刻都在發出看不見的光輝，這種由生物光子（及電子）組成的光輝可視作人體生命能量的表現。

更引人注目的是，科羅特科夫發現人的情緒、意念與意識狀態會顯著改變這光子能量場。透過 GDV，他觀測到當人處於正面愉悅情緒時，身體周圍的光場變得更加明亮、擴張；相反地，憤怒嫉妒等負面情緒會讓能量場變得暗淡、收縮，甚至出現斷裂空洞。兩個有愛意的人指尖相觸時，他們指尖放出的光場會交織融合，迸發出閃電般耀眼的連結，而陌生人之間則沒有此現象。

科羅特科夫認為，這證實了生物能量場的真實存在——由光子、電子等組成的「物質能量團」確實在個體內外傳遞。這種觀點與傳統上所說的「氣場」不謀而合，暗示一個人強大的愛意或治癒意圖，可能透過光子場影響他人身心狀態。

科羅特科夫的研究啟發我們：生物光子不僅參與細胞內部通信，也構築了個體與個體之間的信息橋梁，甚至可能解釋某些意識與治癒現象中看似神奇的能量傳遞。

5.4 人體的量子通訊

近年來，科學家發現人體也具備了各種量子的物理現象，意指人體內部存在一套有別於荷爾蒙系統、神經系統更為快速而全面的通訊系統。量子通訊透過光子、電子、自旋、頻率共振與場的相干性，實現跨越細胞甚至跨越器官系統的高速、非局域、生物資訊傳遞機制。

人體量子通訊的特徵

這種通訊並不依賴傳統神經元突觸傳導或荷爾蒙擴散，而是透過人體中特定結構（如微管、筋膜、結構水、膠原蛋白、粒線體等）的量子性質進行訊號的瞬時整合與共振。而量子通訊主要是由光子與電子在人體的量子通道內所產生的各種量子特性（例如量子疊加、量子糾纏）所形成的。人體量子通訊有以下幾點特徵：

1. 非局域性：訊號牽一髮動全身，同步傳遞全身
2. 共振性：不論外界環境或是身體內部所發出的特定波長頻率，都能在全身立即共振
3. 瞬時整合性：訊號並非藉由傳導的方式，沒有延遲性，是立即全身同步
4. 訊號無耗損：量子通訊過程沒有能量耗損，不受距離限制

人體主要的量子通道系統

1. 微管：細胞內的量子處理器

微管（Microtubules）是細胞骨架的一部分，特別密集存在於神經元中。有研究認為微管可在微管蛋白（tubulin）分子內形成量子疊加態，支持量子計算與意識處理。微管也可能與粒線體共同構成意識訊號的共振網絡（參見下圖）。

當你突然靈光一閃、瞬間做出複雜判斷，而非邏輯推理時，這被認為可能來自微管中量子疊加狀態的崩塌（量子塌陷）。這些微管在神經元內形成網絡，可能能夠同步量子資訊，以超越傳統突觸傳遞的方式快速協調訊號。

微管示意圖

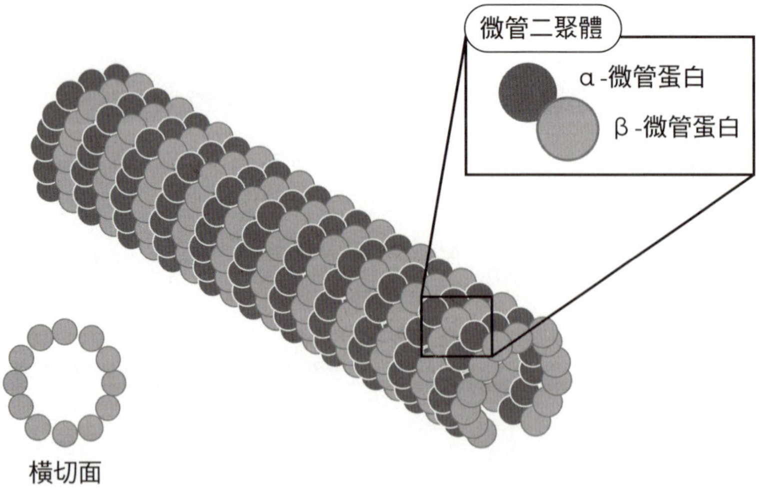
微管二聚體
α-微管蛋白
β-微管蛋白
橫切面

2. 筋膜：全身量子訊息波的傳播系統

筋膜（Fascia）是一套遍布全身、連續性極高的網絡系統，其主要結構由三螺旋平行排列的膠原蛋白纖維與結構化水（EZ 水）所組成。這種有序排列的生物結構，在功能上類似細胞內的微管，不僅具備機械支撐作用，更展現出導光、導電與導頻的生物物理特性（參見下頁圖）。

膠原蛋白的準晶體排列，使其能夠導引紅外光與超微弱生物光子（Ultraweak Photon Emissions, UPE），而包覆其表面的結構水則能穩定電子與光子的移動，維持訊號的相干共振性與穩定性。在這樣的條件下，筋膜系統中的電子與光子行為具備量子特性，能進行共振、糾纏與訊號同步，成為人體內的量子通道網絡。

正因如此，筋膜也被視為自然療法（如光療、針灸、聲療等）能快速影響全身狀態的物理基底。這些療法透過頻率與能量輸入，激活筋膜中的光子通道與電位流動，進而調整身體的能量場與生理節奏。

3. 結構水：量子介質

結構水（Structured Water/ EZ Water）是由水分子形成六角形有序排列，類似水晶體的立體結構。存在於細胞膜、筋膜與膠原蛋白表面。帶負電、具有序排列，可穩定電子與光子的相干傳遞。

結構水本身可以形成量子通道，或是與筋膜系統共同建構成量子通道（參見下頁圖）。

電子、光子、量子通訊

筋膜系統形成量子通道

筋膜系統
由膠原蛋白形成的三螺旋結構

結構水分子形成量子通道

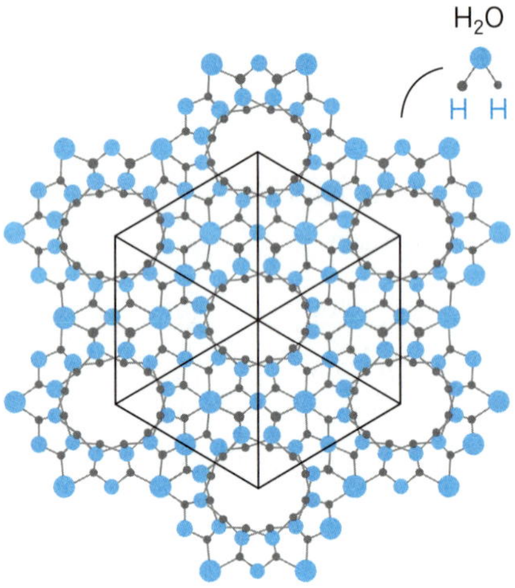
H_2O
H H

粒線體電子傳遞鏈，透過產生自由基釋放電子與釋放光子，出現量子糾纏現象

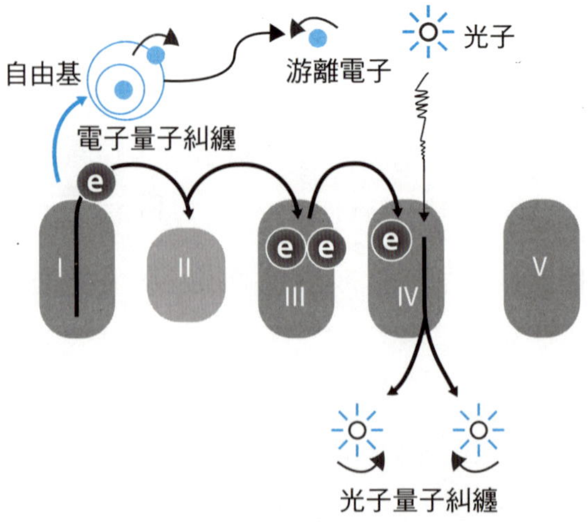
自由基
游離電子
光子
電子量子糾纏
e
e e
e
I
II
III
IV
V
光子量子糾纏

4. 粒線體：能量與光的轉換站

電子傳遞鏈上電子流動的過程，除了最終產生 ATP 外，粒線體（Mitochondria）也釋放光子（紅外光與 UPE※），並透過產生自由基游離出電子。這些釋出的光子與電子就表現出了量子的特性，特別是利用相互糾纏的現象達到訊息傳遞的目的（參見左頁圖）。

5. 經絡系統：中醫能量網絡的量子解釋

現代研究發現經絡系統（Meridians）與低電阻、膠原密集度、水合狀態密切相關。與筋膜系統極為相似。可視為一種低損耗的量子能量傳輸通道，對聲、光、磁場等自然刺激具高度共振能力。

從量子通訊讓我們發現訊息的傳遞並不只是依靠神經突觸或荷爾蒙循環這些「化學通訊」，而是一套更細緻、更高速、更整合的量子通訊網絡正在同時運作。這個網絡透過微管結構、結構化水、生物光子、電子與場的共振，讓人體在不經意之間，持續感知、回應與調頻自身的狀態。

這樣的理解，也為許多現象提供了全新的解釋與應用方向。比如，針灸、紅光照射、聲波療癒等非化學介入方式，能夠在極短時間內快速影響意識、情緒與自律神經系統，正是因為這些外部頻率與人體內部的量子通道產生了共振與同步。這些技術作用的並非僅是局部組織，而是介入整個生物場的訊號系統。

意識不侷限在大腦，更遍布全身

傳統醫學認為大腦是主宰意識所在，但是從人體量子通訊理解徹底的顛覆了傳統「意識在大腦中」的限制觀點。大腦與全身的意識是同步的，沒有先後、主僕的關係，貫穿全身的微管與筋膜等結構所組成的量子通訊系統，不只侷限在大腦神經元，代表「意識」可能早已不限於神經元，而是透過整體場態遍布於全身——我們的每一個器官、組織、細胞、粒線體，甚至每一個原子都參與其中。

這種去中心化的認知改變了我們對「疾病」的理解。疾病不再只是細胞壞掉、器官受損的結果，而可能是場的干擾、頻率錯位、或量子通訊受阻。也就是說，真正的失衡來自「訊號不同步」，不是「零件壞了」。

因此，我們或許正站在醫學進化的門檻上。未來的療癒方式，必須從中心化的思維走入去中心化的概念，從片面化的疾病對抗走向整體全人意識的療癒，醫療不應該只是藥物與手術，而是以頻率為藥、以光子為針、以場為刀的全新醫療模式。頻率醫學、光子醫學、量子場調頻等，都可能成為下一代身心靈全人醫療的核心。

※UPE（Ultraweak Photon Emssion）極弱光子，是屬於粒線體、DNA 或是細胞在進行能量轉換時所發出的微弱光子。

參考資料

Alexander Gurwitsch:

Gurwitsch, A. (1923). Die mitogenetische Strahlung – ein neues biologisches Phänomen. Archiv für Entwicklungsmechanik der Organismen, 100(1), 11–40.

Gurwitsch, A. G., & Gurwitsch, L. D. (1948). Mitogenetic radiation. Moscow: USSR Academy of Sciences.

Fritz-Albert Popp:

Popp, F. A. (1992). Biophotons as a phenomenon of quantum coherence. In Macroscopic quantum coherence (pp. 409–418). World Scientific.

Popp, F. A., Gu, Q., & Li, K. H. (Eds.). (1994). Advances in biophoton research. World Scientific.

Popp, F. A. (2003). Properties of biophotons and their theoretical implications. Indian Journal of Experimental Biology, 41(5), 391–402.

Douglas C. Wallace:

Wallace, D. C. (2005). A mitochondrial paradigm of metabolic and degenerative diseases, aging, and cancer: A dawn for evolutionary medicine. Annual Review of Genetics, 39, 359–407. https://doi.org/10.1146/annurev.genet.39.110304.095751

Wallace, D. C. (2012). Mitochondria and cancer. Nature Reviews Cancer, 12(10), 685–698. https://doi.org/10.1038/nrc3365

Mae-Wan Ho:

Ho, M. W. (1998). The rainbow and the worm: The physics of organisms (2nd ed.). World Scientific.

Ho, M. W., Knight, D. P., & Winfield, J. (1996). Hydrogen-bonded liquid crystalline water aligns collagen fibres in vitro. Journal of Cell Science, 109(3), 629–636.

Konstantin Korotkov:

Korotkov, K. G. (2004). Human energy field: Study with GDV bioelectrography. Backbone Publishing Company.

Korotkov, K. G., Williams, B. O., & Wisneski, L. A. (2010). Electrophotonic analysis in the study of the human state after the influence of music and meditation. Journal of Alternative and Complementary Medicine, 16(1), 65–71. https://doi.org/10.1089/acm.2009.0263

Stephanie Seneff:

Seneff, S., Davidson, R. M., & Mascitelli, L. (2012). Is the metabolic syndrome caused by a high fructose, and low sulfate diet? Interdisciplinary Toxicology, 5(4), 159–184. https://doi.org/10.2478/v10102-012-0020-4

Seneff, S. (2015). Sunlight, sulfated vitamin D and the epidemic of coronary heart disease. Dermato-Endocrinology, 7(1), e998186. https://doi.org/10.4161/derm.29874

其他實驗與延伸研究：

van Wijk, R., & van Wijk, E. P. A. (2005). An introduction to human ultraweak photon emission. Forschende Komplementärmedizin / Research in Complementary Medicine, 12(2), 77–83. https://doi.org/10.1159/000083962

Tang, R., & Dai, J. (2014). Spontaneous ultraweak photon emission from hands and body. Journal of Photochemistry and Photobiology B: Biology, 139, 71–75. https://doi.org/10.1016/j.jphotobiol.2014.06.008

Cohen, S., Popp, F. A., & Li, K. H. (2003). Biophoton emission of human body. Indian Journal of Experimental Biology, 41(5), 421–426.

第 6 章

解密人體能量運作方式：光・水・磁場的協同共振

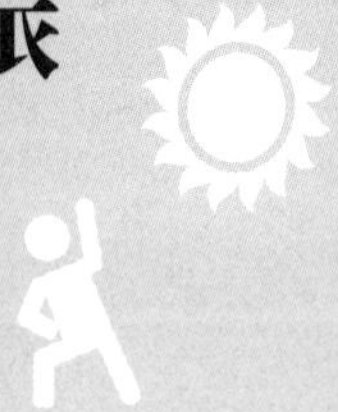

以光為起點、水為媒介、磁場為放大器的三角能量協同系統，從細胞到筋膜、從神經到腸道，無一不在這微妙的共振網絡中運行。瞭解這個系統，等於重新掌握身體儲能、癒合、重啟節奏的鑰匙。

你可以在李政家博士的 YouTube 頻道觀看本章重點

6.1 人體能量觀的跨文化整合：從氣、脈輪到頻率場

以現代科學研究為基礎，重新審視並整合各種文化中對人體能量的理解，並探討如何透過光線、頻率、電磁場與意識等方式，調節能量場、活化粒線體、促進身體自癒。

最終目的：恢復能量平衡、促進修復、延緩老化

傳統中醫認為，老化與疾病的根本原因是能量的衰退與失衡。中醫透過「經絡」來描述能量在體內的流動，並以「氣」作為能量的核心表徵。

同樣地，在印度的阿育吠陀醫學中，則以脈輪（Chakra）系統來描繪人體的能量架構。人體由下而上分為七個主要脈輪中心，分別對應不同的頻率、器官與意識狀態，強調能量場與身心靈的整合。

而在現代西方醫學體系中，能量的定義則更加科學化與量化，通常以電磁場、生物電流、熱能、ATP 產生等形式描述。但無論東西方的觀點如何不同，最終的目的其實都是一致的：找出一種能恢復能量平衡、促進修復與延緩老化的有效方法。

6.2 人體能量的運作：食物並非唯一的能量來源

動物與植物皆為生命體，但在能量獲取方式上存在根本差異。植物透過根部吸收水分、從地球獲取電子與磁場，並利用葉綠素吸收陽光進行光合作用，無需進食。這顯示，對生命而言，食物並非唯一的能量來源。

能量產出效率才是關鍵，而非僅關注食物種類

實際上，我們攝取的食物，其能量最初皆源自光合作用。植物透過光合作用將水與二氧化碳轉化為碳水化合物；草食動物攝取植物以合成蛋白質與脂肪；肉食動物則透過攝取其他動物獲取這些營養素（參見右頁圖）。

無論來源為何，碳水化合物、蛋白質與脂肪在體內最終被分解，以電子與質子（氫離子）的形式提供粒線體的電子傳遞鏈，以合成三磷酸腺苷（ATP），也就是人體的主要能量貨幣。

因此，從粒線體能量代謝的角度來看，獲取充足的電子與質子是決定能量產出效率的關鍵，而非僅僅關注食物的種類。

在電子傳遞過程中，粒線體同時也會產生活性氧化物（ROS），也就是俗稱的自由基。這些自由基在細胞扮演訊號傳遞和調控能量生產的角色。然而，過量的自由基可能導致氧化壓力，反而會損害細胞結構和功能。

植物與動物的碳循環

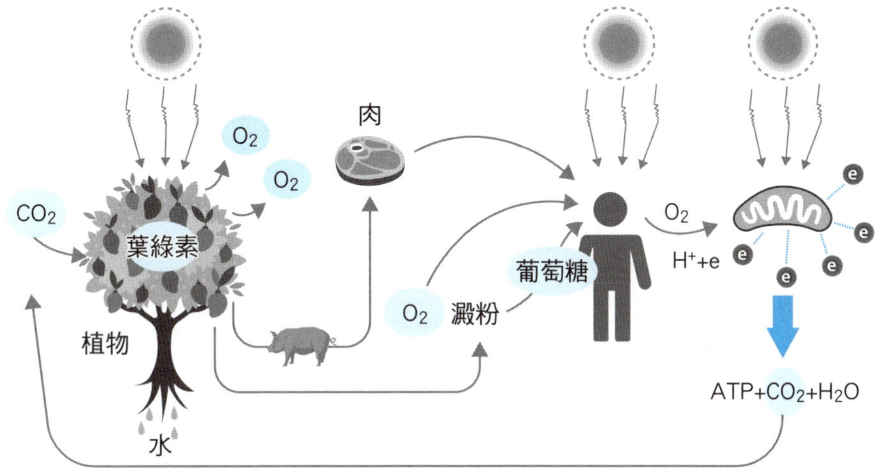

O_2
O_2
肉
CO_2
葉綠素
植物
水
O_2
澱粉
葡萄糖
O_2
H^{+}+e
e
ATP+CO_2+H_2O

陽光灌注身體能量且傳遞訊息

研究指出，粒線體可以透過釋放紫外線生物光子進行細胞間的訊號傳遞。這些光子參與調節細胞功能和代謝的過程。

人體的黑色素，特別是神經黑色素（neuromelanin），則是扮演半導體的功能吸收所有光源再將其進行能量轉換，同時再釋出光子，進行下一輪的能量轉換與訊號傳遞。

當人體接受陽光照射時，會啟動一系列能量與訊號的轉換過程。由於陽光的能量強度較高，身體需要透過黑色素類半導體的功能巧妙的把陽光能量進行轉換，將其轉化為細胞內粒線體可利用的形式，以及繼續將光的訊息層層散播。

如此一來，光速移動的光子，進入人體後受到黑色素的阻攔而減慢，能量也充分的被轉換利用。因此，光不僅僅只是照明，更重要的是注入身體能量和訊息。

6.3 人體電池：健康的本質是「充電」而非「補藥」

你可以把人體想像成一顆龐大的「生物電池」。維持健康的關鍵，不只是靠吃進多少營養素或藥物補充品，而是身體是否持續擁有穩定、充足的電子，也就是負電荷。

體內微小的電場張力就是生理能量的根源

這些電子會進入體內並儲存在各個層級——包括器官、細胞膜、粒線體，甚至蛋白質和 DNA 本身——構築出可供利用的電位差。這就像一座儲滿水的水庫，當閘門打開，大量的水傾流而下，釋放能量、驅動發電機與灌溉系統。

人體的運作也是類似的原理——細胞膜內外的電壓差、紅血球與血管壁之間的排斥力、粒線體內膜與外膜之間的電化學梯度，這些微小的電場張力就是生理能量的根源，驅動無數的化學反應。

健康關鍵在於維持生物電池的活力與穩定性

我們通常認為 ATP（三磷酸腺苷）是人體的能量貨幣，這並沒有錯。但若深入探究，ATP 其實更像是一個「引爆器」，真正釋放能量的是事先儲存在體內的大量電子——這才是能點燃一切反應的能量核心。

-200～-400mv電位差如何形成

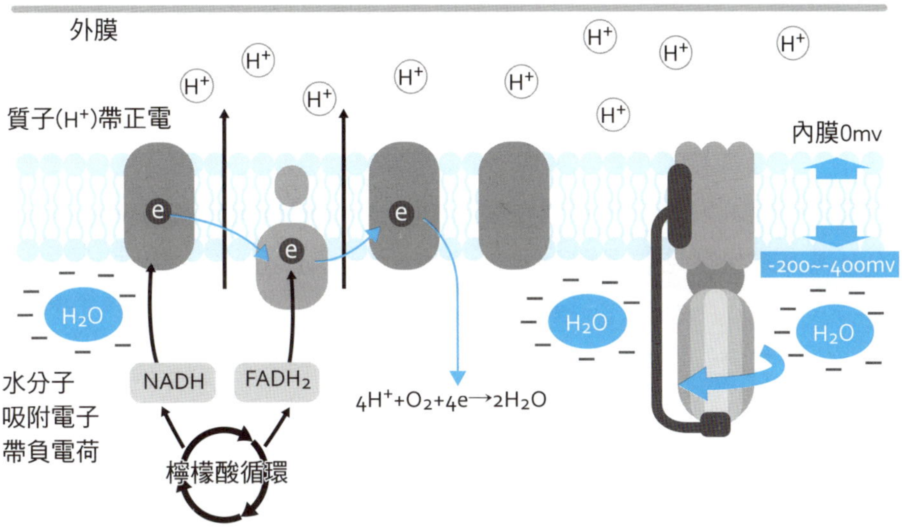
外膜
H^+
質子(H^+)帶正電
內膜0mv
e
-200~-400mv
H_2O
水分子
吸附電子
帶負電荷
NADH
$FADH_2$
檸檬酸循環
$4H^++O_2+4e \rightarrow 2H_2O$

也就是說，如果缺乏電子，就算 ATP 仍在，細胞反應也可能無法順利啟動，就像沒有汽油的汽油桶，即使有打火機也不會引起燃燒爆炸。粒線體是這桶「電子汽油」的主要倉庫之一。在粒線體內的電子傳遞鏈（ETC）中，第四複合體（Complex IV）會將電子傳遞給氧分子，進一步與氫離子結合產生水分子，同時釋放出可儲存與利用的電位差，又稱為還原電位差。

這段反應過程是粒線體發電的核心，還原電位差約可達 -200 ～ -400 毫伏，這就是推動 ATP 合成酶旋轉並產生能量的驅動力（參見上圖）。換句話說，真正的健康並非來自不斷補充「外來之物」，而是如何讓身體持續處於「充電狀態」。也就是說，人體要不斷攝取、儲存並善用電子，維持這顆生物電池的活力與穩定性。

6.4 電子的來源：日常生活中有效的充電方式

我們如何為自己「補電子」呢？接下來介紹幾個日常生活中有效的充電方式（參見右頁圖）。

日常生活中 6 種充電方式

1. 食物代謝產生電子

碳水化合物、脂肪與蛋白質在代謝後都會釋放出電子，進入粒線體的電子傳遞鏈，進一步合成 ATP。重點不是食物的熱量，而是它提供的「可用電子數量」。

2. 接地效應

赤腳踩在草地、沙灘或濕泥地上的接地方式（Grounding/Earthing），可以讓大地的自由電子自然流入身體，有助中和體內過多的自由基，降低發炎與氧化壓力。值得一提的是，地球表面的電荷是 -100 伏特，每升高 1 公尺，空氣中的電荷環境會增加 100 伏特。因此，如果住在離地 30 公尺的高樓環境，電荷大約是 +2900 伏特，1 萬公尺的高空飛行周遭電荷大約是 +100 萬伏特。長期這樣的環境下會導致身體的電子大量的流失，此時隨時接地就成為重要補充電子的方式。

3. 空氣中的負離子

除了地球本身能透過接地提供電子，大自然中的空氣其實也蘊含著豐富的電子來源，也就是負離子。

電子的來源

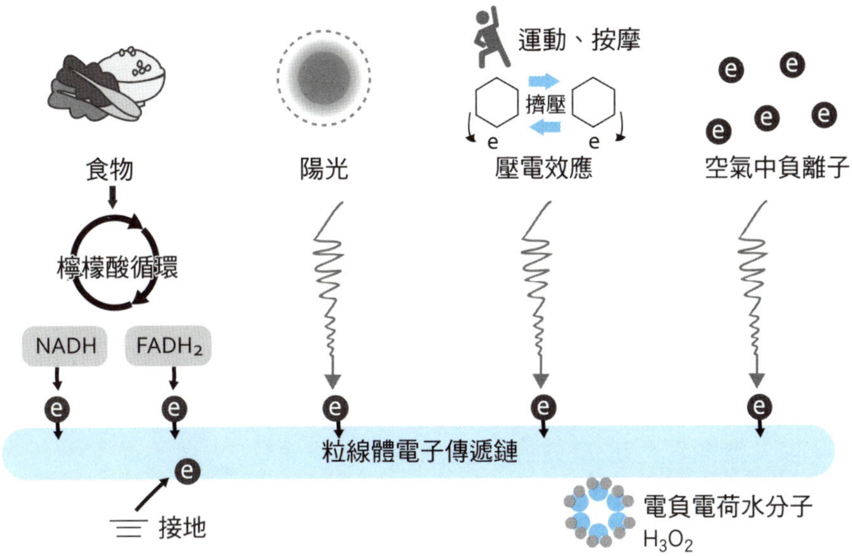
運動、按摩
擠壓
食物
陽光
壓電效應
空氣中負離子
檸檬酸循環
NADH
$FADH_2$
粒線體電子傳遞鏈
接地
電負電荷水分子
H_3O_2

負離子常常在某些自然現象中大量生成，例如當高空雨滴或瀑布水流快速墜落，與空氣摩擦時，會釋放出大量電子，形成負離子，進而中和空氣中帶正電的懸浮粒子，改善空氣品質。

在自然環境中，例如山林、海邊、瀑布附近，或是雨後的空氣清新的時刻，負離子濃度特別高，這也解釋了為何我們在這些場域中容易感覺神清氣爽、身心放鬆。

相對地，在人口密集的都市中，由於空氣污染、建築密閉，以及大量電子設備與電磁場的干擾，使空氣中充滿大量帶正電的懸浮粒子，導致原本有限的負離子迅速被中和耗盡。因此，都市空氣常常讓人感覺沉悶、疲憊，甚至容易出現頭痛、焦躁等現象。

值得一提的是，雖然市面上許多電器產品如空氣清淨機、吹風機等號稱能釋放負離子，但這些裝置在運作時釋放出負離子時，往往同時也產生帶正電的自由基，或其他高能離子，若是長期使用對人體是否真正有益，不禁令人感到懷疑。

結構水的產生

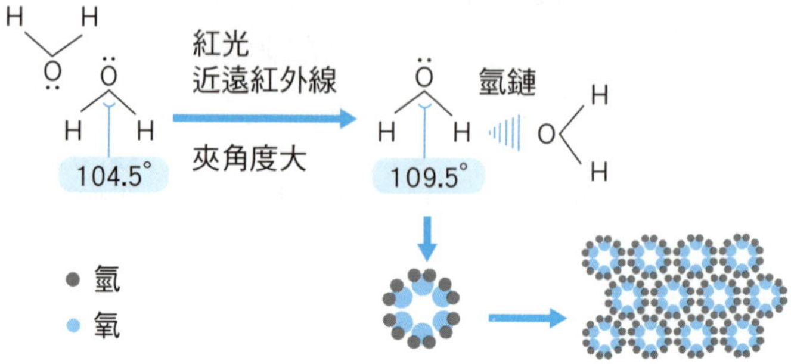
紅光
近遠紅外線
夾角度大
氫鏈
104.5°
109.5°
氫
氧

4. 曬太陽

陽光中的光子可被皮膚黑色素、血紅素與DHA這些「生物半導體」吸收，進而產生光電效應，釋放電子進入細胞。這不僅促進維生素D生成，也為全身粒線體以及細胞充電。

5. 壓電效應（Piezoelectric Effect）

運動與按摩的微電流，來自於當肌肉與筋膜遭受擠壓或拉伸時，會產生微量的電子釋放，這種現象稱為壓電效應。規律運動、伸展或深層按摩，都是身體釋放電子的好方法。

6. 結構水與電子共存

細胞內的水並非普通的H_2O，而是與蛋白質與電子互動後形成的「排他區水」（Exclusive Zone water, EZ water）。這種帶有六角形幾何結構的水又被稱為結構水，具有儲能與導電功能，是人體能量傳導的重要介質（參見上圖；想知道如何增加體內結構水，可以參見《解密粒線體》第4章「生命的答案：結構水知道！」）。

總結來說，真正的健康並非單純仰賴補品或藥物，而是要讓身體擁有持續獲得與儲存電子的能力。只有當這顆人體電池保持飽滿，我們的細胞才有能力修復、運作、對抗老化與慢性病。與其一味補藥，不如學習為自己充電。這正是未來健康養生的新思維，也是生物能量醫學的重要核心。

6.5 光・水・磁場：身體能量轉換的核心三角關係

當我們談論光對身體的影響時，往往只聚焦在光感受器、荷爾蒙節律或是粒線體活化等層面，但其實光對人體的影響，遠遠不只是喚醒與調節這麼簡單。

光線、水分子與磁場之間，存在著一種深層而有機的能量共振關係，構成了身體內部自我調節與能量轉換的核心三角架構（參見第 176 頁圖示「光、水、磁場能量轉換的三角關係」）。

光線、水分子與磁場的能量共振關係

- **光線：人體在接受特定波長光線照射是能量轉換鏈的起點**

  首先，人體在接受特定波長光線照射時，會與身體中各種生物分子產生共振效應。不同波長對不同部位產生選擇性影響，例如紅光（650～670nm）能與視網膜或皮膚細胞共振，近紅外線（800～810nm）則對大腦與深層組織產生作用。這種共振效應進一步作用在細胞內的水分子，使其結構產生改變，成為整個能量轉換的起點。

- **結構水：此水並非 H_2O，能夠儲存能量、傳導電子**

  水，雖是最常見的物質，卻也極為神祕。水分子由一個氧原子與兩個氫原子組成，夾角固定，形成帶有極性結構，這種極性使水分子對電磁波與光線特別敏感。

光、水，磁場能量轉換的三角關係

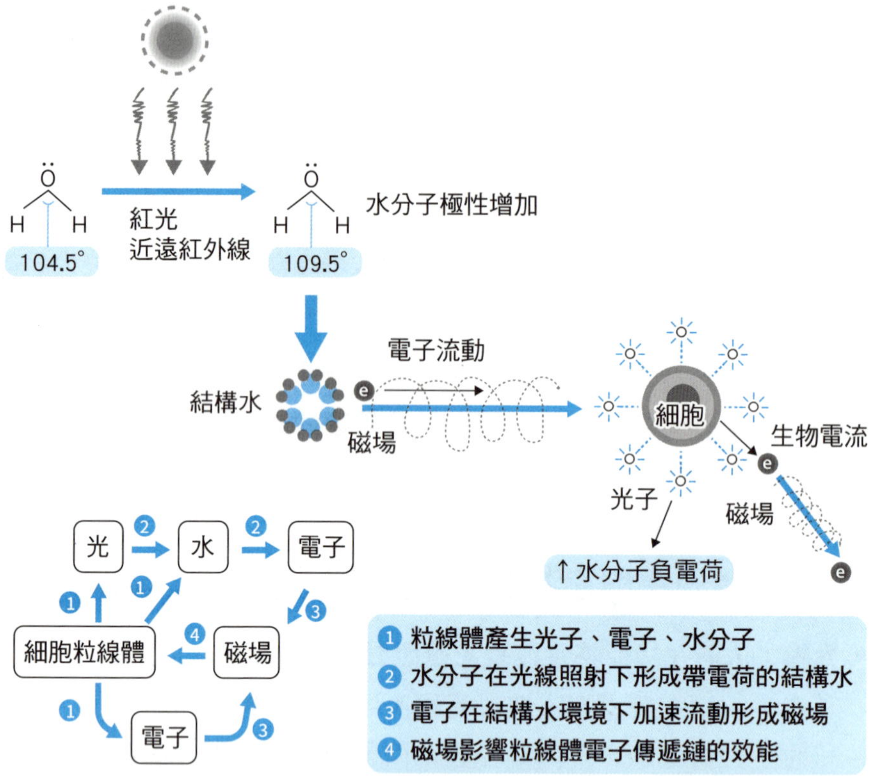

H H
104.5°
紅光
近遠紅外線
H H
109.5°
水分子極性增加
電子流動
結構水
e
磁場
細胞
生物電流
e
光子
磁場
↑水分子負電荷
e
光
水
電子
細胞粒線體
磁場
電子
1 粒線體產生光子、電子、水分子
2 水分子在光線照射下形成帶電荷的結構水
3 電子在結構水環境下加速流動形成磁場
4 磁場影響粒線體電子傳遞鏈的效能

當這些水分子受到紅光、紅外線，甚至紫外線等特定光線照射時，水分子的極性因其內部夾角改變而不同，能量位階也因此發生變化，進而與周遭分子形成強氫鍵連結，促使水分子重新排列，生成一種高度有序的結構——這便是結構水（Structured Water），又稱「水的第四態」。由於帶有負電荷結構水具有排除其他非水分子雜質的特性，又被稱為排他水 (Exclusive Zone water, EZ water)（參見圖示第 174 頁「結構水的產生」）。

Dr. Gerald Pollack 所提出的結構水概念，指出這種水並非 H_2O，而是以 H_3O_2 為基本單元，呈現六角形排列。結構水具有較高黏性、負電荷、純淨無雜質的特性，能夠儲存能量、傳導電子，並在接地、紅光與紅外線環境中自然生成。它廣泛附著在粒線體膜、細胞膜、膠原蛋白、蛋白質、DNA、筋膜與組織間，是身體中不可忽視的微型能量單元。

當紅光與近紅外線進入體內，會啟動粒線體內的光生物調節作用（sPhoto Bio Modulation, PBM），尤其作用於電子傳遞鏈的第四個酶複合體，催化電子、氫離子與氧氣的結合，生成純淨的水分子。這些新生成的水分子不含氘，且因在高能環境中產生，更容易形成結構水，進而改善細胞內的導電性與能量效率。同時，如果在水中加入礦物質或是紫外線照射更能顯著提升結構水的電荷密度，使其在能量儲存與訊號傳導方面更為有效。

- **磁場：外部或體內的磁場會與生物電相互共振**

除了光之外，磁場也是這個能量系統不可或缺的角色。當結構水在細胞內形成穩定排列，其負電荷與電子流動會產生微弱的生物電流，而這些電流又會誘發局部磁場的出現。

在量子的維度中，有效率的電子流動產生的磁場吸引了順磁性特質的氧氣來製造水分子，並且利用氧氣的順磁性加速 ATP 酶（ATPase）的轉動，加強 ATP 的產生效率進而提升能量。同時吸引 NO 進入粒線體增加了褪黑激素的製造，提升了抗氧化能力（參見第 178 頁圖示「電子流動產生磁場吸引氧氣與一氧化氮」）。反過來，外部或體內的磁場也會與這些生物電相互干擾、放大、產生共振疊加效應（superposition），進一步影響細胞訊號傳遞與代謝反應的速度與效率。

電子傳遞鏈產生磁場吸引氧氣與一氧化氮

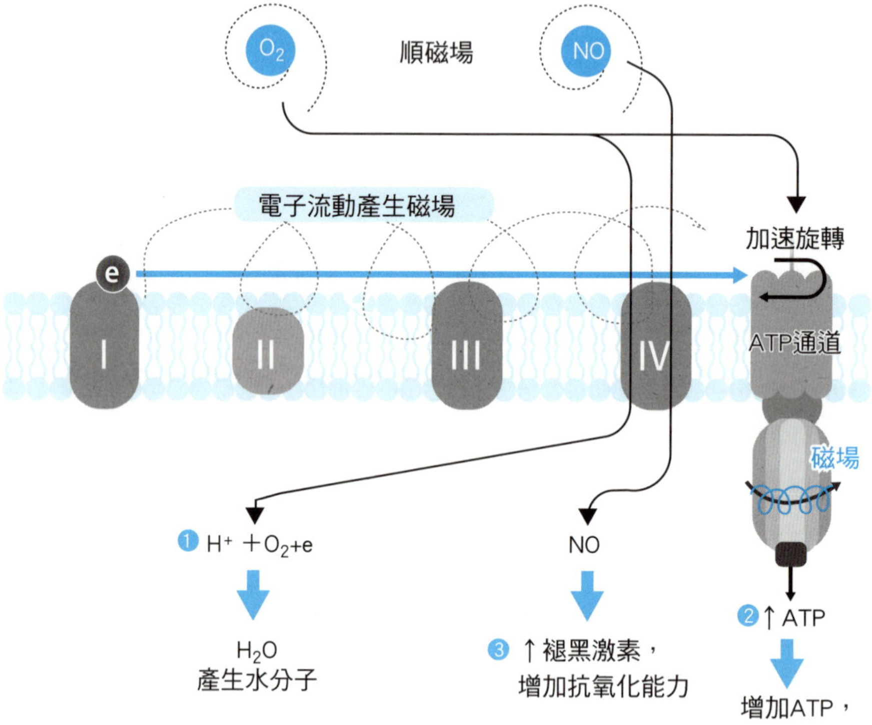

O_2
順磁場
NO
電子流動產生磁場
e
加速旋轉
I
II
III
IV
ATP通道
磁場
1 H^+ ＋O_2+e
H_2O
產生水分子
NO
3 ↑褪黑激素，
增加抗氧化能力
2 ↑ ATP
增加ATP，

MORE 什麼是順磁性？

順磁性（Paramagnetism）是指一種物質在沒有外部磁場時本身不具磁性，但當外加磁場存在時，物質會因為其原子或離子中具有未配對電子而被磁場吸引。不過這種吸引力相對較弱，且當磁場移除後，磁性不會被保留。常見的順磁性物質包括：氧氣（O_2）、一氧化氮（NO）、銅離子（Cu^{2+}）等，它們皆含有未配對的電子，使其對磁場有反應。

以光為起點、水為媒介、磁場為放大器

換句話說，當身體受到特定波長光線刺激時，不只是粒線體被啟動，水分子也隨之排列重組，形成電荷結構水。這層水不但能穩定細胞微環境，還能讓電子高效流動，進而誘發微磁場，磁場再反向強化電子流動。這一切並非彼此獨立，而是一套以光為起點、水為媒介、磁場為放大器的三角能量協同系統。

這種光・水・磁場的互動關係，正是身體能量轉換與自我調節的底層邏輯。從細胞到筋膜、從神經到腸道，無一不在這套微妙的共振網絡中運行。瞭解這個系統，等於重新掌握身體如何儲能、如何癒合、如何重啟節奏的鑰匙。

這三者共同形成了人體自然的能量轉換與訊息傳遞網絡，為能量醫學、光療、生物場調節等療法提供了理論基礎與應用潛力。

光・水・磁場協同作用表

元素	功能與影響
紅光／近紅外線	啟動粒線體與結構水形成，提升細胞能量
遠紅外線（9～11μm）	共振水分子，提升熱能與水分子動能
紫外線（UV）	增強結構水的電荷密度，提高導電性
結構水	儲存能量、傳導電子、形成超導網絡
磁場	誘導電子流動，產生共振與放大生理反應

6.6 生命的根本在於電子的流動

電子在人體內無所不在，是維繫生命活動的核心。

促進電子在體內順暢流動是生命力的關鍵

在粒線體中，電子透過電子傳遞鏈流動，驅動能量（ATP）的合成。而在更廣義的層面上，生物電流本質上就是電子的流動，它啟動細胞的正常運作、修復機制、能量儲存，甚至參與細胞間的量子通訊。電子流動也會產生微弱的生物磁場，轉化為另一種形式的能量。

因此，當電子停止流動，也象徵著生命的終止。從這個角度來看，展現生命力的關鍵，不僅在於獲得更多電子，更在於促進電子在體內順暢流動。

6.7 電量不足才是真正的動脈硬化元凶？

傳統觀點普遍認為，動脈粥狀硬化（Atherosclerosis）主要源於低密度脂蛋白（LDL）在血管內壁的沉積。然而，這種將病因簡化為膽固醇堆積的說法，忽略了人體血管內部存在一套細緻而強大的保護機制。

當我們跳脫膽固醇數字的迷思，會發現血管真正的健康，仰賴的是一層微觀卻至關重要的結構：醣萼與硫酸化膽固醇共同構築的負電荷保護膜。

糖萼：血管健康的第一道防線

糖萼（Glycocalyx）是覆蓋在血管內皮細胞表面的一層由糖蛋白、脂質與多醣分子組成的凝膠狀結構。它扮演著血管的第一道守門人，調控著血液與組織間的物質交換，防止血小板與白血球直接黏附於血管內皮，從而抑制慢性發炎與血栓的發生。同時，糖萼具有感應血流剪切力（參見第 185 頁「認識血流剪力壓」）的能力，能即時將機械訊號傳遞至內皮細胞，進行血管擴張或收縮的動態調節（參見第 183 頁圖示「糖萼剖片放大圖」）。

然而，當這層精細的結構因自由基、血糖過高、炎症反應等因素而受損，血管的穩定性便隨之瓦解，內皮細胞曝露於外界壓力與免疫系統攻擊，進一步促發動脈粥狀硬化的形成。

硫酸化膽固醇：被忽略的電荷守衛者

與糖萼相輔相成的，還有另一個常被科學忽視的關鍵角色——硫酸化膽固醇（Cholesterol Sulfate）。這是一種帶有負電荷的表面活性分子，分布於細胞膜與血管內皮之間，除了能穩定細胞膜結構與醣萼，還負責維持整體的生物電荷平衡。它的存在使血管內皮帶有穩定的負電性，形成一層天然的電性排斥屏障，有效阻止血液中的細胞與脂蛋白貼附於血管壁，進而避免氧化反應與發炎的發生（參見右頁下圖）。

根據麻省理工學院的 Stephanie Seneff 博士所提出的假說，硫酸化膽固醇的合成與皮膚接受陽光照射，尤其是 UVB 波段，有密不可分的關係。適當的日曬可能不僅有助於維生素 D 的生成，也促進了這類負電荷分子的合成。換句話說，人體在光的刺激下，不只是儲備營養，更是在建構一層微型的生物電場，用以保護血管的內在環境。

糖萼剖片放大圖

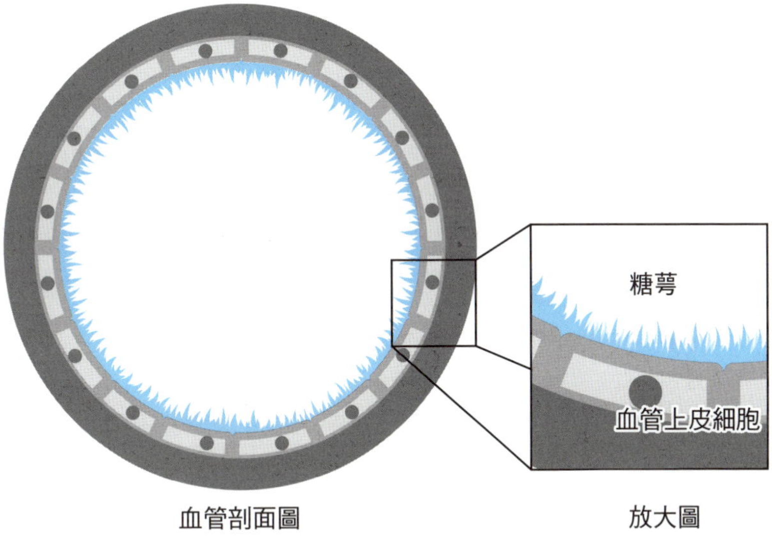
糖萼
血管上皮細胞
血管剖面圖
放大圖

糖萼刷毛附著帶負電荷硫酸化膽固醇

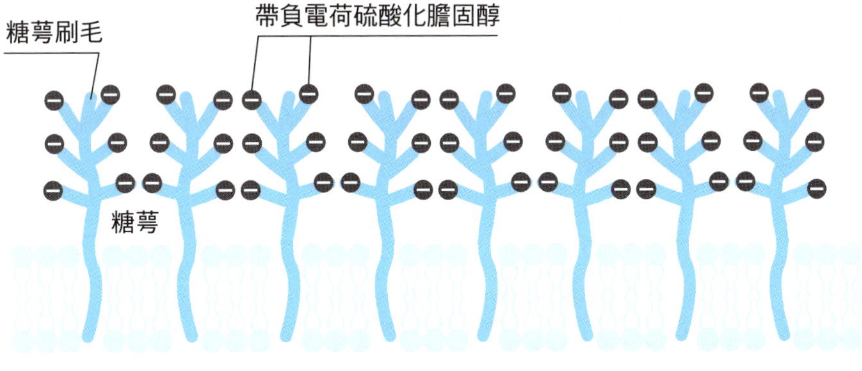
糖萼刷毛
帶負電荷硫酸化膽固醇
糖萼

血管硬化的原因：糖萼崩解與電性屏障失調

如果我們從更深層的角度重新審視血管硬化的本質，會發現真正驅動病變的關鍵，並不是膽固醇的總量，而是血管壁本身的保護屏障失效。

當糖萼受損，血管內皮不再具有濾網與信號調節的功能，血流剪切力（參見第 185 頁「認識血流剪力壓」）與免疫攻擊便能直達細胞深層。更重要的是，當體內缺乏硫酸化膽固醇這類負電屏障物質時，血管壁會喪失電荷防禦力，使 LDL 顆粒與白血球更容易黏附與氧化，引發局部炎症反應與斑塊生成。

然而，這個保護機制並非自動運作。硫酸化膽固醇的合成仰賴兩個關鍵條件：一是腸道菌群的正常運作，特別是其中能產生特定蛋白酶的菌種；二是適量的陽光照射，尤其是 UVB 波段對皮膚的刺激。當腸道菌失衡或長期缺乏日曬時，膽固醇便無法有效硫酸化，這些未經轉化的膽固醇反而可能積聚於血管內皮，形成斑塊，導致血管硬化與阻塞。

「糖萼」與「硫酸化膽固醇」才是血管健康的根本

換句話說，真正影響血管健康的並非膽固醇的總量，而是它是否能被正確轉化、參與人體電性與代謝防護網的建構。如果缺乏硫酸化能力，即使膽固醇數值正常，血管仍可能面臨潛在的風險。因此，保護血管的真正關鍵，在於如何維持糖萼與硫酸化膽固醇之間的穩定協同。

腸道菌在這套系統中扮演著基礎而關鍵的角色。藉由補充富含膳食纖維的蔬果與全穀類，並搭配攝取天然發酵食品，例如味噌、泡菜、優格，能有助於培養健康的腸道菌相。

因此，適度補充益生菌（probiotics）與益生元（prebiotics），再加上維持規律作息與每天一定時間的日曬，特別是讓腹部皮膚接受陽光，都能有效支持膽固醇的硫酸化過程。相對地，過度使用抗生素與過度加工食品的飲食方式，則會破壞這一脆弱但重要的平衡。

MORE 認識血流剪力壓

血流通過血管時，在內皮細胞表面形成一種切向機械力量，這股力量不僅刺激內皮釋放一氧化氮（NO），幫助血管擴張、抗發炎與抗凝血，更是促使糖萼增生與修復的重要刺激。換句話說，適當的血流壓力是維持糖萼活性與健康不可或缺的「物理營養」。一旦剪力壓不足，例如長時間久坐、血液黏稠或血流異常，糖萼便可能退化，導致血管內皮曝露於高風險環境中，進而誘發血管病變。

6.8 紅血球的電磁導航：微循環的智慧機制

科學家計算如果只有依靠心臟打出血液流通全身的血液循環，將紅血球（直徑6～8毫米）擠壓通過微血管狹小的管壁（3～5毫米）至少須要100倍以上的力量。顯然，還有其他的力量來推動血液的流動。

遠離血栓、動脈硬化與心血管疾病的關鍵

根據Dr. Stephanie Seneff的研究，紅血球在血液中不僅具備優異的變形能力，其本身所帶的負電荷更與血管內壁的電性環境產生巧妙的相互作用。

動脈微血管內壁通常帶有負電，這使得帶負電的紅血球在靠近時產生排斥力；相對地，靜脈微血管因逐漸中和血液中帶正電的雜質，反而傾向帶有正電，進一步與紅血球之間形成微妙的吸引力。這一推一拉的電性分布，使紅血球能在血管中流動得更為平穩與高效（參見右頁圖）。

更深層的機制在於紅血球的移動本身。由於紅血球帶負電荷，當它們在血管中流動時，伴隨著電子的運動，會在周圍產生微弱卻連續的磁場。而這股磁場恰好成為觸發血管內皮釋放一氧化氮（NO）的信號來源。一氧化氮是一種極為重要的血管調節分子，它能放

紅血球流動的力量

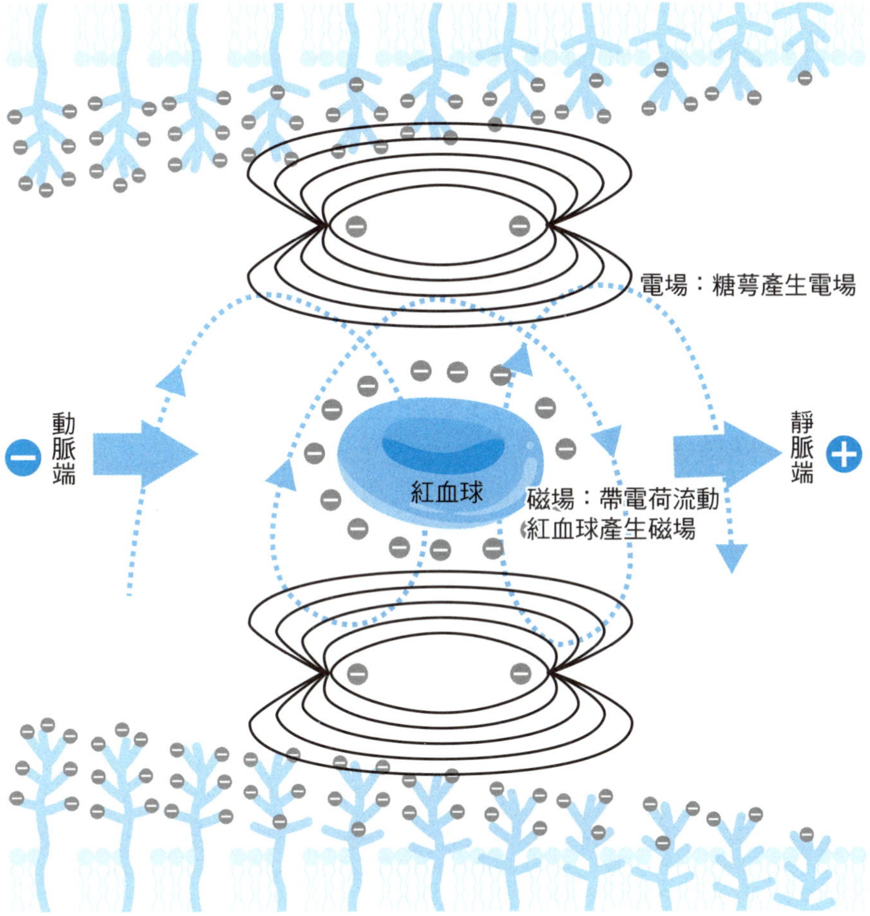
電場：糖萼產生電場
動脈端
靜脈端
紅血球
磁場：帶電荷流動
紅血球產生磁場

鬆平滑肌、擴張血管、降低阻力，進一步促進血流與紅血球的順利通行。

這套系統展現出血液流動、電荷分布、磁場產生與血管調節之間的連動關係。紅血球的負電荷不僅與血管壁互動形成導航機制，更透過磁場訊號驅動生理反應，使微循環具備一種幾近電磁生理控制的智能設計。

這一觀點挑戰了傳統對血液循環單純依賴壓力差與機械泵送的理解，揭示出人體微循環背後一套更深層次、以電磁為基礎的動態平衡系統。

因此，從糖萼結構、硫酸化膽固醇的電性支持，到血流剪力壓、紅血球流動產生的磁場所提供的物理刺激，構成一個互相依存的系統，共同維護血管的彈性、通透性與穩定性。這一套系統的正常運作，才是遠離血栓、動脈硬化與心血管疾病的關鍵所在。

參考資料

Secomb TW. Mechanics and computational simulation of blood flow in microvessels. Medical Engineering & Physics. 2011 Sep;33(7):847-53.

Secomb TW, Hsu R, Pries AR. Motion of red blood cells in a capillary with an endothelial surface layer: effect of flow velocity. American Journal of Physiology-Heart and Circulatory Physiology. 2001 Aug;281(2):H629-36.

6.9 維護血管健康的三大策略

要真正維護血管的健康，就必須從系統性角度出發。

從光照、飲食、腸道著手，讓血管再生與逆齡健康

首先，充足的陽光照射，尤其是 UVB 是必要的生理刺激來源，它不僅促進維生素 D 的活化，更可能為體內合成硫酸化膽固醇提供關鍵能量。

其次，飲食中的含硫營養攝取也極其重要，包括洋蔥、大蒜、蛋黃與各類十字花科蔬菜，皆可作為硫的來源，支持電荷分子的穩定合成。

第三點則是腸道菌群的照護，因為某些益生菌能產生具硫酸化功能的酵素，間接參與膽固醇的轉化過程。

這三者相互作用，構成身體重建負電荷屏障堡壘的關鍵三角架構。

總而言之，血管的健康，從來就不是一串膽固醇數字所能決定的，而是整體代謝運作與電性穩定之間的協奏。醣萼與硫酸化膽固醇的協同作用，構築出一道精密的負電屏障，使血管在流體力學與免疫壓力下仍能保持通暢與彈性。若能從「光照、飲食、腸道」三大策略著手，重建這層無形卻堅固的電荷防線，將有機會真正從根本預防心血管疾病，實現真正的血管再生與逆齡健康。

第7章

光污染與藍光風暴：從瘦素阻抗到粒線體崩潰

滿足照明需求，卻偏離自然光的完整光譜。當長期缺乏陽光、過度曝露藍光，身體的內在時鐘與代謝系統遭受干擾，導致眼睛病變、失眠、肥胖、糖尿病、成癮、焦慮與過動等許多健康問題。

你可以在李政家博士的
YouTube 頻道觀看本章重點

7.1 藍光對粒線體的影響

科技進步雖為人類生活帶來便利，卻也忽略了人體對「光」的根本需求。光不只是視覺功能的媒介，更是調節生理節律的重要信號。當人們長期處於缺乏陽光、過度曝露藍光的環境中，身體的內在時鐘與代謝系統將遭受嚴重干擾，導致一連串健康問題。

缺乏陽光與過量藍光，導致粒線體能量合成中斷

粒線體電子傳遞鏈中的第四個關鍵蛋白質── 細胞色素 C 氧化酶（Cytochrome C Oxidase, CCO）是一種以二價鐵為核心的血紅素蛋白。在二價鐵的狀態下，它能有效攜帶氧氣，參與能量的生成過程。然而，在藍光照射下，CCO 中的鐵原子容易失去電子，氧化為三價鐵，進而喪失攜氧能力。這使得電子傳遞鏈運作受阻，能量合成中斷，外部氧氣無法正常代謝，反而轉化為具破壞性的自由基，進一步損害粒線體功能，並促使細胞轉向無氧代謝的能量途徑（參見第 192 頁圖示「藍光照射影響細胞色素 C 氧化酶（CCO）攜帶氧氣的功能」）。

尤其，在全球節能減碳政策推廣下，LED 燈與 3C 產品快速普及，加上現代建築廣泛使用隔熱防紫外線玻璃，阻擋了人體接收陽光中關鍵的紫外線與紅外線。中東地區居民即便擁有充足陽光，因高溫而長時間待在室內，加上宗教服飾遮蔽，使其與陽光隔絕，成為全

藍光照射影響細胞色素C氧化酶(CCO)攜帶氧氣的功能

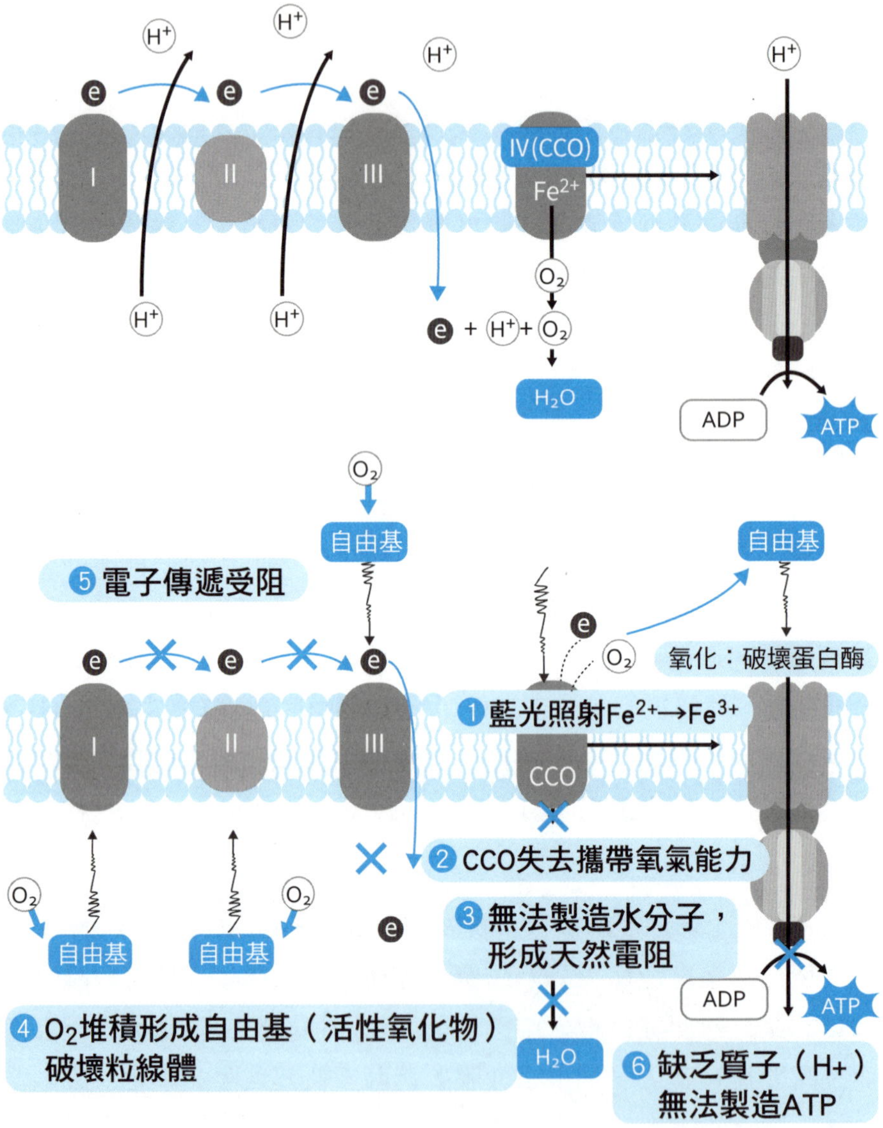

H⁺
e
I
II
III
IV(CCO)
Fe^{2+}
O_2
e + H⁺ + O_2
H_2O
ADP
ATP
自由基
5 電子傳遞受阻
氧化：破壞蛋白酶
1 藍光照射Fe^{2+}→Fe^{3+}
CCO
2 CCO失去攜帶氧氣能力
3 無法製造水分子，形成天然電阻
4 O_2堆積形成自由基（活性氧化物）破壞粒線體
6 缺乏質子（H+）無法製造ATP

球第二型糖尿病比例最高的地區。東南亞地區亦面臨相同困境，儘管地處赤道、日照充足，但都市居民因怕熱怕曬，白天夜晚皆依賴室內人造光源，加上高糖飲食，導致粒線體功能退化與慢性病快速攀升。

這些現象令人警覺：缺乏陽光與過量藍光的現代生活，已成為二十一世紀的新型壞血病。就如同維生素C缺乏導致的壞血病一樣，只要適當補充光照環境，就能有效減緩許多粒線體功能失調所導致的疾病。

MORE 螢光燈與高效率藍光 LED 的發明簡史

在電燈剛被發明的年代，早期光源多以發熱原理為主，例如鎢絲燈與鹵素燈，所發出的光為連續的可見光與紅外線，與太陽光譜相似。

1938 年，美國通用電氣推出節能為優先的螢光燈，利用螢光粉將紫外線轉換為可見光，發出的光譜以藍、綠、紅三種不連續頻段為主，雖然能滿足照明需求，卻偏離了自然光的完整光譜。

到了 1996 年，日本科學家中村修二發明了高效率藍光 LED，引發了 LED 照明與 3C 螢幕的技術革命，進一步節省能源並因此獲得 2014 年諾貝爾獎。但是，自此也對人類整體的健康埋下了地雷影響至今。

7.2 紅光是藍光的解藥

在大自然中，陽光雖然含有 UVA、UVB 與藍光造成自由基的生成，但同時也富含大量紅光與紅外線，能製造大量的褪黑激素來中和自由基，藉此達成光譜平衡，降低藍光傷害，維持粒線體功能。

清晨的陽光，紅光與藍光比例最為協調

相對於藍光，紅光與近紅外線具有活化粒線體的能力。它們能夠刺激細胞色素 C 氧化酶（CCO），將血紅蛋白中的三價鐵還原為二價鐵，強化了攜帶氧氣的效率，提升電子傳遞效率，促進 ATP 能量合成，同時促進褪黑激素（Melatonin）的產生，有效清除自由基、保護細胞健康。

建議一早起床最好能走出戶外曬太陽，特別是清晨的陽光，是紅光與藍光比例最為協調的時刻，也是啟動生理時鐘、調節晝夜節律的最佳時機。

7.3 藍光對視網膜的影響

視網膜中的視網膜色素上皮細胞（Retinal Pigment Epithelium, RPE）是一層人體代謝轉換率最快速的細胞所組成，肩負著視覺系統中的關鍵任務。

藍光是引發眼睛病變的主要因素之一

RPE 每日需吞噬並分解大量的感光細胞外節，確保其持續更新與再生。同時，RPE 也負責供應營養，尤其是葡萄糖的代謝與轉運，為感光細胞提供穩定的能量支持。

由於 RPE 對於能量的需求極高，又常處於相對缺氧的環境，因此同時具備粒線體有氧代謝與無氧糖解兩種能量來源。但這也使得 RPE 極易累積自由基，特別是來自視覺循環的副產物，例如高毒性的反式維生素 A（trans-retinal）。當自由基過度堆積、或粒線體功能失調時，會引發視網膜後方的脈絡膜新生血管增生，導致包括近視、白內障與黃斑部病變等視覺退化問題。

藍光是引發這些病變的主要因素之一。長時間曝露在藍光環境下會降低 RPE 中粒線體的效率，進一步加速自由基的產生。特別是在缺乏紅光與近紅外線的補償下，粒線體無法透過光生物調節（Photobiomodulation）機制生成足夠的褪黑激素（melatonin）來中和自由基，尤其是來自反式維生素 A 的氧化壓力。

自由基失衡對 RPE 與眼疾的影響

眼疾類型	可能機轉與自由基相關影響
乾眼症	淚膜品質下降與眼表面氧化發炎
視力模糊、退化	RPE 功能弱化導致視覺細胞支持能力下降
白內障	晶狀體蛋白氧化聚集導致混濁
黃斑部病變	RPE 功能崩潰導致視覺細胞死亡
青光眼	自由基影響房水流出，導致眼壓上升、視神經損傷
近視與老花眼	自由基破壞眼球組織穩定性，加速退化

7.4 藍光造成失眠、肥胖、糖尿病

藍光是調節生理時鐘的關鍵訊號。白天藍光刺激視網膜與位於下視丘、皮膚的前腦啡黑細胞促素皮促素（POMC）基因，促進ACTH（促腎上腺皮質激素）與壓力荷爾蒙分泌，同時造成血糖升高，刺激胰島素分泌。

減少人造光源，遠離失眠、肥胖、糖尿病

若夜間仍長時間曝露於藍光，會造成褪黑激素分泌被抑制，引發失眠。同時，過度的藍光（尤其是夜間的藍光）會降低下視丘對瘦素的敏感度，導致瘦素阻抗。由於接收不到瘦素「已經吃飽了」的訊號，大腦持續感到飢餓而大量進食，因此，大部分常熬夜的人都有吃消夜的習慣。透過增加脂肪細胞提高瘦素的產出，導致血糖不穩定，進一步造成肥胖、胰島素阻抗與第二型糖尿病。

因此，如果你想要徹底解決失眠、糖尿病的問題，減少人造光源的接收是最重要的第一步驟。

7·5 藍光如何造成成癮、焦慮與過動？

藍光不僅由視網膜接收，也可透過皮膚中的黑色素感知。當人體曝露於藍光環境中，這些感光機制會促進多巴胺的釋放。

大量藍光與聲光刺激，導致現代人成癮、焦慮與過動

多巴胺是一種與興奮、獎勵和動機相關的重要神經傳導物質，短暫提升會帶來愉悅感與滿足感。然而，當多巴胺濃度下降時，大腦會感到空虛與不安，進而驅動人們尋求更強烈的刺激來再次釋放多巴胺，這也正是成癮行為的核心機制。

現代生活中，人造藍光已成為多巴胺過度刺激的主要來源之一。手機遊戲中的閃爍畫面、聲音回饋與即時獎勵設計，都強化了大腦的獎賞迴路，使人不斷渴望重複行為，進而加速多巴胺的消耗。這也解釋了為何孩童在停止使用手機或平板後，會出現情緒不穩、易怒或焦躁等戒斷症狀。

類似的手法也被應用於賭場，透過大量藍光與聲光刺激，加強賭徒的行為依賴與成癮傾向。在政府推動節能照明的政策下，藍光強烈的 LED 燈具逐漸普及，加上電子螢幕使用頻率上升，現代人不知不覺中已長期浸泡在過量藍光環境中，這種情況正在耗損我們寶貴的大腦神經傳導物質，導致藍光成癮、失眠、焦慮等問題。

至於注意力不足過動症（ADHD），其核心病因之一也是多巴胺功能失衡。藍光雖然可以短暫促進多巴胺分泌、改善注意力，但長期卻可能造成依賴性惡性循環，使症狀加劇。早在1960年代，專業攝影師 John Ott 就曾透過實驗發現，若讓行為異常的孩童在日常生活中接受自然日光照射，許多症狀可不藥而癒，顯示自然光環境對神經發展的重要性。

參考資料

Health and Light: The Effects of Natural and Artificial Light on Man and Other Living Things, John Ott

7.6 現代人「戴墨鏡」的迷思

傳統觀念認為紫外線是眼疾主因，因此鼓勵長期配戴太陽眼鏡。然而實際上，現代人因為戶外日曬時間大幅減少，但是眼睛疾病的普及率反而節節升高。

眼睛的威脅不是紫外線，而是過多的人造藍光

眼睛真正的威脅可能不是紫外線，反而是大量藍光來自室內照明以及 3C 螢幕所帶來的後遺症。尤其在白天戴上深色墨鏡，眼睛誤以為是夜晚，卻同時接收皮膚白天的陽光訊號，造成感官接收訊號不一致（Sensory mismatch），導致生理時鐘混亂。

建議白天戶外活動時可使用能過濾紫外線，但不遮蔽可見光的太陽眼鏡。當室內使用 3C 產品時，依時間段使用濾藍光眼鏡調節生理節律：

- **白天使用黃色鏡片，過濾約 50% 藍光**
- **黃昏使用橘色鏡片，過濾 90% 藍光**
- **睡前使用紅色鏡片，過濾 100% 藍光**

另外，建議長期在室內藍光照明以及持續使用 3C 產品時，可以利用紅光或是近遠紅線來緩解藍光所帶來的傷害。

第 8 章

電磁波與身體頻率：無形的能量干擾者

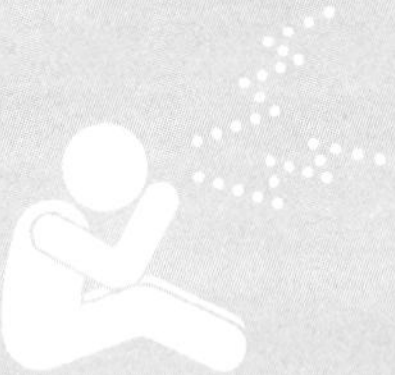

現代人的電磁波環境，早超越愛迪生時代前的數十億倍。雖多為非游離輻射，但仍對粒線體造成慢性氧化壓力，使細胞易老化與發炎，增加癌症風險。為降低無形的能量干擾，請採取防制措施。

你可以在李政家博士的
YouTube 頻道觀看本章重點

8.1 粒線體氧化浩劫：癌症已經從罕見疾病轉變成流行病

當天空布滿低軌衛星，生活環境又充斥 WiFi、4G ／ 5G、藍牙、在電動車底盤的大電池等各式人造電磁波，導致人類不可逆地步入另一場以粒線體為戰場的「氧化浩劫」（Oxidation Holocaust）。

科技進步引發的粒線體代謝失能危機

2011 年，Dr. Nora Volkow（諾拉．沃科）發表於《美國醫學會期刊》（JAMA）的研究指出，手機所產生的無線電頻率（RF）訊號，在僅僅 50 分鐘的持續通話中，即可使靠近天線的大腦區域葡萄糖代謝上升約 7%。這代表在人造電磁場壓力下，腦細胞傾向啟動類似癌細胞的無氧糖解反應（glycolysis）以滿足能量需求。這種轉換代謝方式的反應就是所謂的「華堡轉移效應」（Warburg shift effect），也就是正常細胞轉化成癌細胞主要的節點。

現代人類生活在電磁波充斥的環境下，粒線體電子傳遞鏈無法正常運作，細胞便放棄有氧呼吸，轉而依賴糖解作為主要能量來源——這正是癌細胞的典型代謝模式，即華堡轉移效應。

當粒線體功能被抑制，大量無法被利用的氧氣在細胞內堆積，進一步被轉化為自由基（Reactive Oxygen Species, ROS）。這些自由基會損傷 DNA、破壞膜脂、干擾訊號傳遞，最終觸發癌症相關基因的表達與啟動腫瘤微環境。

從這樣的分子機制可理解：癌症發生率的上升，與人造電磁波曝露的增加呈現高度相關。這不僅代表癌症已經從罕見疾病轉變成流行病，更是一場由科技進步引發的粒線體代謝失能危機。如果人類繼續忽視這些隱性破壞，癌症將不再是個體的疾病，而將成為整個物種的滅絕警訊。

8.2 大自然電磁波 vs. 人造電磁波

電磁波在人類演化過程中一直存在，自然界中的來源包括穿越大氣層的陽光（涵蓋可見光、紫外線與紅外線）、地球磁場、舒曼波、閃電與大氣層放電所產生的電磁波等。

人造電磁波潛藏的慢性風險不容忽視

電磁波依能量強度可區分為「游離輻射（Ionizing Radiation）」與「非游離輻射（Non-Ionizing Radiation）」。前者波長短、頻率高（如 UVC 以下波段，小於 280nm，能量超過 10 電子伏特 eV），具有破壞 DNA、導致基因突變及癌症的風險，例如 UVC 紫外線、伽瑪射線、X 光與核能釋放的 α、β 粒子與快中子等。這類游離輻射對人體有明確的危害性。

相對地，非游離輻射波長較長、頻率低、能量不足以破壞 DNA，例如可見光、無線電波、手機訊號、Wi-Fi、微波、藍牙等。多數現代人所接觸的電磁波皆屬於此類，雖然被認為「相對安全」，但仍非「絕對無害」。即便至今，世界衛生組織仍將手機訊號列為 2B 級可能致癌物。

目前，許多動物實驗與政府報告認為人造電磁波對健康的「立即危害」並不明顯，但越來越多研究指出其中潛藏的慢性風險不容忽視。尤其在 4G 與 5G 高頻無線訊號普及的今日，這類非電離輻射雖無法直接破壞 DNA，卻可能透過更細微的生物機制影響身體健康。

無線電磁波易導致發炎加劇、代謝異常

美國華盛頓州立大學退休教授 Dr. Martin Pall 的研究便揭示了這樣的潛在危害。他提出，Wi-Fi、4G 與 5G 所產生的高頻電磁場會干擾細胞膜上的電壓感受性鈣離子通道（VGCCs），使這些通道異常開啟，導致過量的鈣離子湧入細胞內部。這種異常的鈣離子流動會快速促使細胞內產生大量自由基（包括活性氧化物 ROS 與活性氮化物 RNS），形成強烈的氧化壓力，進而損害細胞結構、粒線體與 DNA，加速細胞老化、誘發發炎反應，甚至可能提高癌症風險。

這樣的觀點也獲得其他動物實驗的支持。例如，2024 年俄羅斯一項針對 5G 訊號影響的小白鼠研究顯示，雖然實驗鼠在體重、內臟質量與基本認知功能上未出現明顯異常，但牠們的食量與排泄量卻顯著增加，腸道組織也出現明顯的發炎跡象。進一步分析其大腦組織時，研究人員發現：抗氧化酵素（如 SOD）與氧化壓力相關指標（如 MDA）同步升高，意味著腦部正在經歷一種「高度代償」的發炎狀態。這種氧化壓力可能是細胞試圖對抗電磁場干擾時所產生的生理代價。

總體來說，這些研究並未將無線電磁波直接定義為致病因子，卻逐步揭露其對細胞微環境的潛在干擾，特別是在長期曝露下可能導致的內部氧化壓力上升、腸道與神經系統發炎反應加劇、代謝異常等現象。

在 5G 與更高頻率訊號即將進一步進入生活各處的當下，這些科學證據提醒我們，有必要進一步慎重審視電磁波曝露對人體健康的長期影響，並尋求合理的防護策略。

8.3 電磁波與水分子的共舞

日常生活中時常接觸的各種電磁波，雖然不會對人體造成毀滅性的傷害，但是長期能量的積累對健康造成一定程度的耗損。

人體內 60% 是水分子，易受到電磁波影響

我們從物理角度觀察，水分子由一個氧原子與二個氫原子（質子）所組成，由於非對稱性的結構導致其帶有極性的特性。因此，具有極性的狀態就很容易受到電磁波的影響，在不同波長的電磁波環境下會產生不同的反應。當波長越短代表頻率越高、振動越劇烈、能量值越高，對水分子產生不同程度的互動模式。

由此可見，人體占比 60% 的水分子，其實是受到電磁波環境極大的影響。特別是人體內排列有序的結構水帶有更強的負電荷時，影響程度相對的更加強烈。

各類電磁波對人體水分子與質子的影響

電磁波類型	對水分子與質子（H+）的影響
無線電波	可使水分子內的質子產生震動
MRI 核磁共振	利用質子旋轉產生影像
微波（波長 0.1 公分～1 公尺）	使水分子高速旋轉摩擦產生熱能，微波爐可加熱食物；4G、5G、Wi-Fi 與藍牙屬此類，功率較低，但仍可導致皮膚、眼睛、大腦、腎臟等含水器官局部升溫
Gamma 射線與 X 光	會直接破壞水分子鍵結
紅光與紅外線	可提升水分子的負電荷、改變夾角、促成導電性結構水，並降低水的黏稠度，提升粒線體產能效率
藍光與人造電磁波環境	削弱水分子負電荷，造成 ROS 增加、粒線體能量產出下降、DNA 變異率提升，加速細胞老化

常見電磁波頻率與波長分類對照表

頻率範圍	波長範圍	常見分類／用途
300MHz	1 公尺	微波
1GHz	30 公分	手機通訊（如 4G 通訊）
2.4GHz	12.5 公分	Wi-Fi、藍牙、微波爐
5GHz	6 公分	Wi-Fi（高速頻段）
24GHz	1.25 公分	5G 通訊毫米
30 ～ 300GHz	1 ～ 0.1 公分	6 G 通訊毫米波

8.4 生物電流與電磁干擾

細胞與粒線體內部存在極微弱電流（約為 10^{-12} 安培），足以產生磁場。

細胞的電場與磁場，深受外界電磁波干擾

粒線體電子傳遞鏈上，電子從第一複合體到第四複合體快速的流動，也產生了磁場。同樣的，所產生的磁場也很容易受到電磁波干擾，進一步的阻礙電子移動的流暢性，導致粒線體功能下降（參見第 210 頁圖示「三磷酸腺苷合成酶利用水車式分子馬達高速旋轉產生 ATP 與磁場」、參見第 211 頁圖示「電子傳遞鏈電子流動產生磁場吸引氧氣」）。

另一方面，三磷酸腺苷（ATP Synthase）在質子通過時快速旋轉，同樣也產生了磁場。透過磁場的引力吸引了氧氣與一氧化氮來加速粒線體產生 ATP、水分子與褪黑激素的生成。因此，外界任何的電磁波都有可能直接干擾粒線體的磁場，導致粒線體加速老化、自由基大量累積、產生能量受阻等等不良反應。

NASA 太空人 Scott Kelly 在太空站滯留 340 天就是一個鮮明的案例，由於缺乏重力刺激與大氣層保護，長期曝露於電磁波中，返回地球後相較於留在地球上的雙胞胎兄弟，出現各種明顯的老化現象，例如骨質疏鬆、自律神經失調、腦功能退化、視力退化與端粒縮短等退化現象。種種跡象表明，電磁波對粒線體的傷害是千真萬確的。

三磷酸腺苷合成酶(ATP Synthase)利用水車式分子馬達高速旋轉產生ATP與磁場

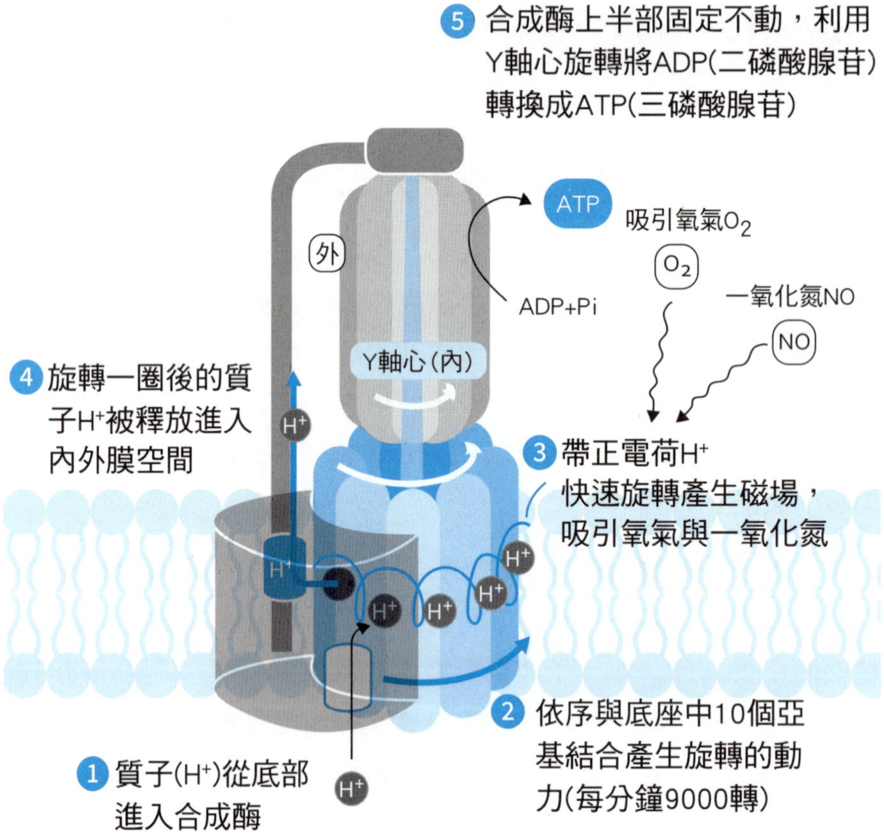

5 合成酶上半部固定不動，利用Y軸心旋轉將ADP(二磷酸腺苷)轉換成ATP(三磷酸腺苷)
ATP
吸引氧氣O_2
O_2
ADP+Pi
一氧化氮NO
NO
外
Y軸心(內)
4 旋轉一圈後的質子H^+被釋放進入內外膜空間
H^+
3 帶正電荷H^+快速旋轉產生磁場，吸引氧氣與一氧化氮
2 依序與底座中10個亞基結合產生旋轉的動力(每分鐘9000轉)
1 質子(H^+)從底部進入合成酶

電子傳遞鏈電子流動產生磁場吸引氧氣(O_2)和一氧化氮(NO)

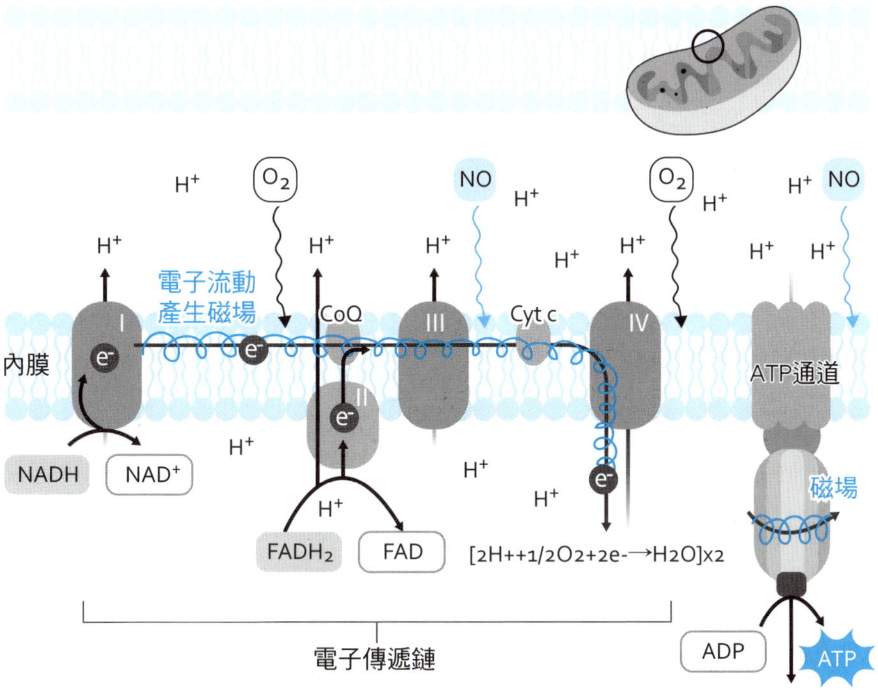

H+
O_2
NO
H+
O_2
H+
H+ NO
H+
H+
H+
H+
H+
H+
H+
電子流動
產生磁場
CoQ
III
Cyt c
IV
I
內膜
e-
e-
e-
II
ATP通道
H+
H+
H+
磁場
NADH
NAD+
H+
e-
FADH2
FAD
[2H++1/2O2+2e-→H2O]x2
電子傳遞鏈
ADP
ATP

8.5 人體如何接收電磁波？

電磁波訊號需經由「共振」，並經由對應接收器吸收。波長越短，接收天線越短。

DNA 具碎型天線結構，能接收多種頻率電磁波

例如收音機的天線能接收無線電波；手機使用碎型天線（fractal antenna）結構可以對應出多種不同長度的天線接收多種頻率（參見右頁圖）。

有研究顯示：DNA 本身具碎型天線結構，能接收多種頻率電磁波。DNA 實際上類似一團有序的立體毛線球，每一種折疊對應不同基因記憶與幾何結構，也可成為接收特定波長的電磁波天線。奈米級短波游離輻射（例如 UVC、X 光、Gamma）容易與 DNA 產生強烈共振，導致 DNA 斷裂與基因突變。

即便非游離電磁波能量較低，若長期與人體特定組織產生共振，亦可能干擾細胞或 DNA 運作。

碎形天線

碎型天線可以組合成不同天線長度和形狀，接收各種相對應波長的電磁波

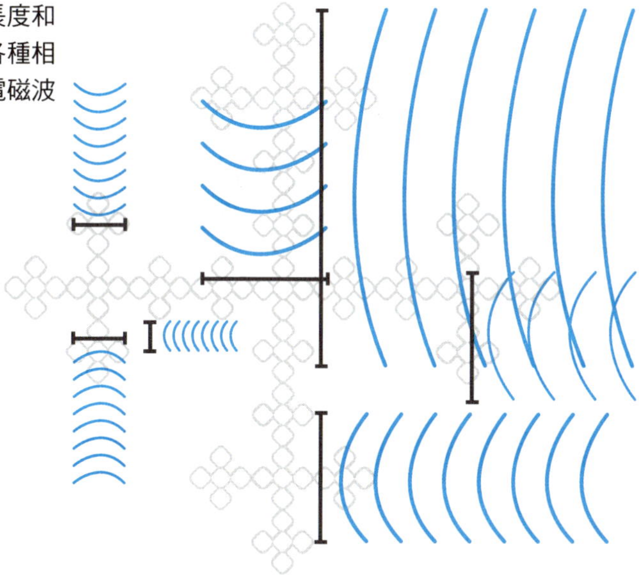

雙螺旋結構的DNA，排列有如毛線纏繞，形狀會隨外界環境而改變，也因千變萬化的形變使其具有碎型天線的特性，能接收各種不同波長電磁波訊號

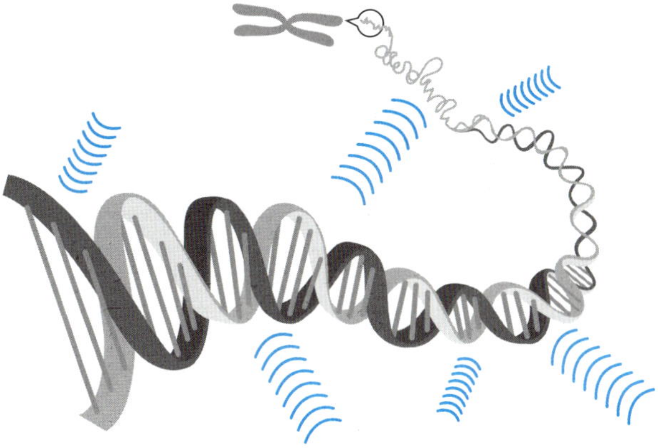

8.6 地球磁場接收器：隱花素

隱花素（Cryptochrome）是一類對藍光敏感的蛋白質，原本是調節晝夜節律（生理時鐘）的重要因子，然而近年研究發現，它還具備另一項神奇能力——磁場感知（Magnetoreception），可能是動物感知地球磁場的關鍵線索。

人體透過隱花素與地球磁場之間微妙的量子干擾，建立起一種深層而精緻的自然連結。這些看似無關緊要的環境因子——藍光、電磁波、日夜節律——實則正在悄悄改變我們與大自然之間的共鳴與對話。

候鳥的導航祕密：來自光與磁場的量子糾纏

候鳥的遷徙能力一直是自然界最令人驚嘆的現象之一。牠們能在無人指引、無需地圖的情況下，橫跨洲際、跨越高山與海洋，準確地返回同一個繁殖地點。

科學家長期試圖揭開這種精準導航背後的祕密，近年來的研究顯示，這不只是本能，而是一種量子等級的生物感知力——候鳥透過眼睛內的一種特殊蛋白質「隱花素」（cryptochrome），在藍光的刺激下，啟動自由基對反應，產生一對處於量子糾纏狀態的自由基電子。這對電子的自旋方向會受到地球磁場微弱卻穩定的干擾，進而改變反應路徑與產物，將磁場資訊轉化為化學訊號。換句話說，候鳥的視覺不僅是看到光線，也可能「看見」方向，這種機制被視為地磁導航的關鍵。

人類具備感知地球磁場的能力

有趣的是，這項機制並不僅限於鳥類。人類的身體也擁有隱花素，分布在視網膜、鼻腔內膜、松果體、皮膚、牙齒、顳顎關節、肌肉，甚至內臟中。

理論上，我們也具備感知地球磁場的能力。這種能力或許曾經幫助早期人類在荒野中尋路、追蹤、與環境同步，形成一種對空間的「原始直覺」。

有研究發現，當人類曝露在改變方向的地球磁場時，腦波會出現微弱但可測的變化，似乎暗示著這項潛能仍然潛伏在我們體內。

人造藍光、電磁波污染、長期作息紊亂

在現代科技主導的生活中，人類的方向感普遍變得更差，空間記憶力也逐漸下降。這一轉變可能與我們生活環境中三個潛在因素有關。

首先，是人造藍光的過度曝露。隱花素對藍光極為敏感，而長期接觸 LED 燈、螢幕與手機螢光可能干擾其正常節律與功能。

其次是電磁波污染。在日常生活中，我們幾乎無時無刻不被 Wi-Fi、藍牙、4G 與 5G 等無線通訊包圍，這些高頻電磁場可能對自由基對（Radical pair）反應產生干擾，擾亂隱花素所傳遞的量子訊號。

第三，長期作息紊亂、缺乏自然光與黑暗循環，也會使隱花素的日夜節律功能受損，進一步削弱我們與地球磁場之間的同步能力。

由此可見，人體透過隱花素與地球磁場的量子干擾，產生了與大自然高度的連結。這些看似無關緊要的環境力量，實際上正悄悄改變我們與自然之間的深層連結。

重置大腦內在羅盤，找回磁場感知力

這也為我們帶來了新的啟示，原來透過重建光與磁場的自然節奏，人類或許有機會重新喚醒那被現代生活壓抑的磁場感知能力。白天多接觸自然陽光，夜晚保持黑暗並遠離藍光與無線電磁場，是保護隱花素節律的第一步。

透過對的時間光線的照射，也許就能喚醒那被現代生活壓抑許久的「磁場感知力」。白天接收陽光，讓自然光重新校正視網膜深處的隱花素；夜晚放下螢幕，在真實的黑暗中讓身體回歸生理節奏，正是重置大腦內在羅盤的方式。

未來，我們也可能發展出專門的光療或磁場療法，用以重新校準身體的空間定位系統。這不僅是一場科技與自然的辯證，更是一次找回內在羅盤、重建環境智慧的旅程。在這個高度連線的世界裡，唯有重新與自然的節奏對齊，我們才能真正找回方向。

8.7 眼睛沒有防火牆，無法抵擋人造電磁波

在現代醫學中，眼疾的發生率正以前所未見的速度上升，特別是黃斑部病變與視網膜退化等退行性病變，已不再是老年人的專利，反而在中壯年甚至年輕族群中日益普遍。

人造電磁波對眼部組織破壞不可逆

過去，我們將原因歸咎於老化、遺傳或過度用眼，但這些解釋無法完全說明「為何變化這麼快、為何族群這麼廣」。知名的量子生物學家傑克．克魯斯醫生（Dr. Jack Kruse）提出一個新的關鍵線索——人造電磁波對眼部組織的深層干擾。

電磁波會放大自由基的傷害速度

在生物體內，只要存在過氧化氫（H_2O_2），而又有活性的 Fe^{2+} 存在，就會進行所謂的費頓反應（Fenton reaction）：

$$Fe^{2+} + H_2O_2 \rightarrow Fe^{3+} + OH^- + \bullet OH$$

這是一個強烈的氧化反應，產生的「羥自由基（•OH）」被公認為人體中最具破壞性的自由基之一，能夠迅速攻擊脂質、蛋白質與DNA，導致細胞損傷甚至死亡。而血黃素（Hemosiderin）所含的二價鐵，正是這類反應的理想觸媒來源。

在自然環境中，這種反應受到多種生理因子的嚴格調控；但在現代人長時間暴露於高強度人造電磁波（如 WiFi、4G/5G、藍光螢幕、家電輻射）環境中，這些磁化的鐵顆粒會變得更加活躍，加速自由基生成，使局部組織處於慢性氧化壓力之下。

最敏感的眼睛，難逃脫光害與電磁場威脅

眼睛是人體中對光與電磁場最敏感的器官之一。而視網膜與黃斑部更是代謝與血流旺盛區域，一旦這些部位發生微血管滲漏，造成了血黃素沈積在視網膜、黃斑部，甚至轉移到角膜，在人造電磁波的環境下，釋放出大量的自由基，氧化壓力升高，長期破壞視網膜、黃斑部、角膜，導致視力下降、黃斑病變、視網膜退化以及角膜變形等等常見眼睛疾病。這也可能解釋現代人視力退化速度異常加快的背後原因。

眼睛沒有防火牆，它是與光與能量最直接接觸的感官。人造電磁波與光源正悄悄改變我們眼球內部的微環境，從人造光源與電磁波引爆血黃素這顆炸彈，釋放出大量自由基，持續傷害眼睛。含鐵血黃素只是其中一個警訊，它提醒我們：這不是單純的退化，而是現代生活方式所導致的加速性破壞。

MORE 血黃素是生物體內的磁性傷痕

當血紅素因老化或損傷而被破壞時，會降解為血黃素（Hemosiderin）。這是一種含有二價鐵（Fe^{2+}）但缺乏蛋白質包覆的極不穩定複合物，廣泛存在於慢性出血、氧化損傷後的組織中。因此，不僅僅是眼睛，人體全身各部位都有可能受到傷害，甚至可能導致癌細胞的生成。

令人關注的是，這類鐵氧化物顆粒具有一種特殊的磁性特質，稱為超順磁性（superparamagnetism）。這代表它們在外部磁場（如人造電磁波）作用下會迅速磁化，並可能引發局部微磁場變化，干擾周圍組織的穩定性。

8.8 人造電磁波的防制策略

現代人所處的電磁波環境，早已超越愛迪生時代前的數十億倍了。

防制電磁波 5 大策略

現代生活環境環伺的電磁波雖然多為非游離幅射，但仍對粒線體造成慢性氧化壓力，使細胞易老化與發炎，增加癌症風險。現今，甲狀腺癌與大腸癌激增，可能與長期 3C 產品貼近相關部位有關。

防制電磁波策略建議如下：

1. **減少 3C 產品使用，親近大自然：**接觸天然電磁波（地磁場、舒曼波、陽光）能促進粒線體健康。
2. **避免無線通訊：**儘量改用有線連接；講電話時開擴音，避免長時間藍牙耳機或 Wi-Fi 使用。
3. **利用阻隔創造低電磁波環境：**使用金屬網、錫箔紙或金屬板屏蔽電磁波。
4. **搭配紅光／近紅外線：**在使用 3C 產品時輔以紅光照射，利用紅光誘發光生物調節反應（PBM）來強化粒線體功能、降低電磁波壓力。
5. **接地：**赤腳踩草地、泥土地，接觸從大地生長的植物，或是透過接地床單、接地墊等方式引導電子進入體內，中和自由基，降低氧化壓力。

第 9 章

能量醫學未來的發展：順勢共振、藥物電子化、光療、量子

身體內外的電子狀態、自旋、波動、共振，都可能參與調節健康，甚至在疾病尚未出現前，便能偵測能量層面的失衡。一種結合能量醫學、頻率科學與順勢理念的「藥物電子化」時代，正展開中。

你可以在李政家博士的
YouTube 頻道觀看本章重點

9.1 醫學的演進，必然從物理啟程

醫學的進步，從來離不開物理學的推動。從牛頓的古典力學到愛因斯坦的相對論，再邁向量子力學，對生命本質的理解也在悄然轉變。

能量醫學成為補足現代醫學盲點的曙光

過去，醫學仰賴的是古典物理機械式思維：人體被視為一組精密的齒輪組合，只需對症修復。然而，量子物理告訴我們：圍繞在原子核外電子不再有固定軌道，可以出現在任何地點，甚至可能同時存在於多處，差別只再於機率問題。這種不確定性與共存性，推翻了傳統對「人體」這部機器的線性可精準預測的概念。

在這樣的新視野下，現代醫學若要真正邁進下一階段，就必須勇於擁抱量子觀點，以科學精神重新審視過去被排除於主流之外的「能量醫學」。

人體被譽為「小宇宙」，其複雜性早已超越現有醫學模型所能全面解釋。許多慢性病、癌症、病毒感染，甚至精神疾病的發生機制，往往難以用傳統統計學或藥物交互作用來完整說明，必須用更微觀的量子尺度。而正是在這個知識轉型的斷層之中，能量醫學開始嶄露頭角，成為補足現代醫學盲點的一道曙光。

9.2 能量醫學的發展方向

人體的每一個細胞、器官，乃至於細胞內的粒線體，都具有其獨特的共振頻率。當外界的聲波、光波或電磁場頻率與這些生理結構產生共振時，便能引發一連串調節效應，包括細胞修復、功能優化與能量活化等生物反應。

人體就是一座可被調諧的能量場

人體約有 60% 由水分子組成，而水本身就是極具共振能力的媒介。這代表著人體不僅能感應能量波動，還具有高度的能量接收與共振潛能。這也正是許多聲療、光療，甚至場能療法能對人體產生影響的根本原因——因為我們本身就是一座可被調諧的能量場。

既然人體本身就是一座由頻率構成的能量場，那麼與之產生共振的外部頻率，便能成為療癒的媒介。這種觀點正逐漸被應用於各種非侵入性療法之中，並在臨床與養生實踐中獲得越來越多的回饋與肯定。

利用共振原理的 5 種能量醫學應用

1. 光頻共振：紅光與近紅外光療法

紅光（約 660nm）與近紅外光（約 810~850nm）可以穿透皮膚並被粒線體吸收，特別是粒線體內的細胞色素 C 氧化酶（cytochrome c oxidase）對這類波長有良好的吸收性。這種光頻的刺激被證實可提升ATP產生、降低氧化壓力、促進組織修復，廣泛應用於傷口癒合、抗老化、腦部活化與眼睛保健等領域。

2. 聲波共振：聲療與音頻療癒

聲音不只是聽覺刺激，更是一種能量波動。特定的聲頻（如432Hz、528Hz等）被認為具有安定自律神經、舒緩情緒與激發細胞自癒能力的效果。聲療可透過音叉、頌缽、聲音冥想等形式進行，讓身體各部位與特定頻率產生共鳴，進而調和內在能場。

聲波屬於機械波，傳統認知中，聲音是一種經由空氣傳播的震動訊號，透過振動耳膜，再轉換成電子訊號傳送至大腦聽覺皮質區產生聽覺。然而，在不同介質中傳遞時，聲波會展現出各具特色的共振圖像。

在「Cymatics」（聲波幾何學）的實驗中，我們觀察到不同頻率的聲波通過水面或沙粒時，會形成多種規律的幾何圖形，這些圖形證明：聲音不只是聽覺訊號，更是一種蘊含秩序與能量的幾何力量。

人體約有60%的組成是水分，廣泛分布於器官、組織、筋膜、細胞、與粒線體之中。這些水分並非隨機排列，而是以六角形結構水（structured water，H_3O_2）的形式穩定存在，依附於細胞膜、蛋白質表面、紅血球外緣，以及粒線體的電子傳遞鏈與基質中。當聲波與這些結構水發生共振時，會改變其幾何排列，進而影響電荷穩定性與導電性。

來自大自然的和諧聲波能透過共振強化結構水的穩定性，進一步提升粒線體的能量產生效率。相反地，生活中充斥的噪音與失序

聲波療癒常見頻率與療效案例

頻率	用途/療效	說明	
432Hz	促進放鬆、減緩壓力、提高心靈共鳴	較符合自然和諧節奏，能夠減少壓力、促進情緒平衡	
528Hz	DNA 修復、提升能量、帶來「愛」的共振	被稱為奇蹟頻率，可能有助於細胞修復與能量提升	
Theta 波段（4~8Hz）	深度冥想、創造力激發、腦波同步	與放鬆與潛意識活動有關，常用於冥想引導	
Delta 波段（0.5~4Hz）	深層睡眠、疼痛緩解、細胞修復	有助身體進入深度修復與睡眠狀態	
超聲波（>20 kHz）	結構水激勵、微循環改善、組織修復	應用於儀器中促進血液循環與細胞活性	

音波，會破壞結構水的有序性，導致負電荷流失，使得粒線體功能逐漸退化。

因此，「聲音療癒」（Sound Healing）被視為一種音波透過水分子共振，直接穿透全身每個角落，能促進細胞能量與身心整合的自然療法。無論是頌缽、大鐘、音叉，或特定樂器的共鳴聲波，都能與人體水分產生協調共振，強化粒線體功能、提升能量代謝與修復力（參見上面表格）。

3. 電磁頻率療法：PEMF 與微電流

脈衝式電磁場療法（Pulsed Electromagnetic Field, PEMF）與微電流療法則是將精準控制的電磁頻率或微弱電流導入身體，模擬自然地磁或生物電流狀態，促進細胞膜電位恢復與細胞溝通。研究顯示這些療法可改善骨骼癒合、肌肉修復、失眠與慢性疼痛。

4. 靈氣療法與手療能量場共振

Reiki（靈氣）或其他手療形式強調透過人體作為媒介，傳導宇宙能量至接受者體內。儘管這種能量無法用儀器直接量測，但接受者經常報告體感溫熱、情緒釋放或深層放鬆，這可能與能量場的同頻（Coherence）與共振（Resonance）有關，特別是與水分子與神經系統的感應能力密切相關。

5. 順勢醫療信息數位化與藥物電子化

當代的順勢醫療正經歷一場由「物質」邁向「資訊」的療癒革新。

起源於 200 多年前歐洲的順勢療法（Homeopathy），長久以來主張：身體的每一個細胞、組織、器官，乃至於引起疾病的病毒、細菌與毒素，都具有其獨特的頻率信息。只要找到與之同頻共振的生物波信息，便能激發身體自我修復的潛能，回歸健康。其中，花精療法（Flower Essamce Therapy）就是透過萃取特定花朵能量振動的信息，讓身體與之共振，達到身心靈平衡。

傳統的順勢治劑除了要選對對應訊息，更講求兩個關鍵：一是「勢強」（Potency），即頻率的能量強度；二是「載體」（Carrier），例如水、酒精或糖球，負責承載與傳遞訊息。這如同將一段旋律（訊息）刻在光碟上（載體），透過播放接觸人體，達到療癒共鳴。

儘管順勢醫療受到主流醫學的質疑，但卻還是繼續被廣泛的使用。尤其是在歐洲、中南美洲以及印度地區。在新冠流行期間，許多醫療資源匱乏的國家，無法即時取得疫苗而採用順勢療法，透過水或是醋當載體，加以稀釋、震盪搖晃，以極低的成本無限複製出帶有病毒信息的順勢滴劑取代疫苗，事後也證實具有不錯的效果（關於勢強，請參考《解密粒線體》第 140~141 頁）。

近年來，順勢醫療發展已一日千里，不再僅限於液體或糖球製劑，而是進入資訊數位化與載體多元化的新時代。透過精密儀器，可以掃描、記錄並選擇出人體所需的頻率資訊，並以更現代的方式輸入身體，例如具備量子共振特性的能量晶片、電流、特定波長的光訊號等。這些方式無需藥物進入口服，而是透過共振的物理作用，喚醒細胞原有的頻率秩序，進而調整局部或整體的生理機能。

這類應用隱含著一項嶄新的療癒概念：信息即療癒（Information is Medicine）。只要頻率信息正確，即便看不見、摸不著，也可能重新校準人體能場與內在平衡，達到非侵入性的自然療癒效果。雖然目前仍需更多臨床科學驗證，但許多初步使用者回饋指出，在改善睡眠品質、提升專注力、強化運動表現或減少壓力方面已有感受。這些發展，正預示著一種結合能量醫學、頻率科學與順勢理念的「藥物電子化」時代，正在悄然展開。

MORE 信息≠頻率

頻率，例如聲音的頻率、光的頻率、電磁波的頻率都是屬於可以量測的一種能量的形式，但信息目前仍只能透過人體的生理或意識反應間接驗證。

如果從在光碟片上的聲音來區分，光碟片本身就是可以攜帶頻率或者信息的載體。頻率屬於音樂的節拍，甚至可以是單調音頻，而信息就像是刻在光碟片上的音樂，不同的音樂表達了不同的信息，其中可以包含情感、意識，以及生命力等等元素。

未來若能突破「信息量化」技術，可能將為整個醫療模式帶來顛覆式革新。

生物電子醫學與器官再生技術

自 Dr. Robert O. Becker 起，生物電流被發現具有調控再生與癒合的潛力。Dr. Michael Levin 更進一步展示如何用微電信號讓青蛙長出指定的部位長出心臟或四肢，甚至利用青蛙的胚胎細胞創造出具有意識可自行修復的「活體機器人」（Xeno bot）。

- **生物電子醫學創造生命奇蹟**：生物電子醫學已不再是神話，而是未來再生醫療的關鍵支柱，製作個體化的人造器官汰換老舊器官將普及化受惠廣大人群。
- **器官再生技術逆轉疾病**：輕微調整細胞電場即可控制其命運、型態，逆轉疾病與再生潛能。

撓場：穿越三維醫學的能量通道

台灣知名的物理學家李嗣涔教授對於撓場（Torsion Field）做出極為詳盡的研究，也從各種實驗印證了撓場的物理現象。撓場是一種假設中的空間現象，透過空間內部的螺旋式旋轉與扭曲，在時空中創造出類似「破口」的結構。可以從太極圖中顯示旋渦創造出渦心，也就是空間撕裂後時空的破口，形成了量子物理中的隧穿效應（tunneling），能讓訊息瞬間穿越障礙（參考第 228 頁圖示「撓場」）。

這樣的撓動場被認為能穿透或連結高維度空間，使得訊息、能量，甚至意識，在四維或更高維的場域中進行交互。

雖然目前主流的三維電磁儀器尚無法直接測量這種空間旋轉現象，但撓場的應用已悄然存在於許多古老智慧與實踐中。例如，道

撓場

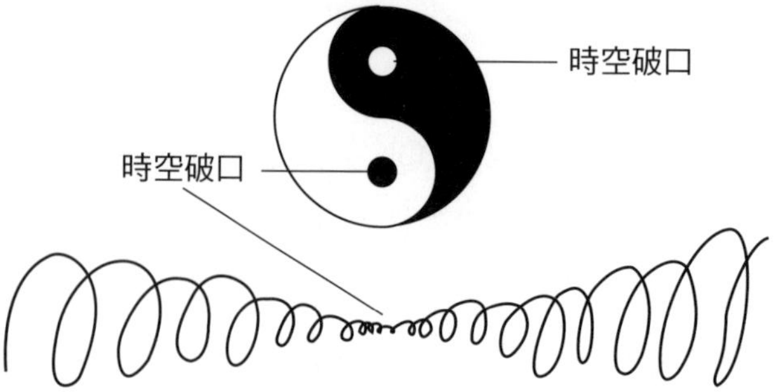
時空破口
時空破口

家風水與堪輿術中，透過觀察地形、水脈與氣場的流動，判斷撓場的走向與強弱，利用撓場改善生活環境。這些方式本質上就是透過感知與調整潛在的撓場動力，來改善居住者的健康、運勢與生活能量，並體現了「順風順水」的共振原則。

撓場的概念突破了傳統三維空間的生理醫學範疇，開啟了對「四維醫療」的全新想像。它提供了一個潛在的物理解釋，用來詮釋那些科學尚難以完全解釋的現象，例如靈媒療癒、宗教信仰所產生的療效、氣功的遠距治療，甚至隔空取藥等等超自然的現象。

或許，你也可以對這些現象嗤之以鼻，視而不見。但是這些現象若從撓場與高維能量交互的角度切入，或許能讓我們有了合理的解釋；更可以藉著撓場科學，進一步的開發出能量醫學與意識場的真正潛力。

撓場科學或許能為遠距療癒、思維共振、潛意識與場域記憶提供物理基礎。這也可能讓能量醫學由「三維科學」升級至「四維醫療」。

9.3 意識狀態與生物場的整合

近代許多前沿科學家重新提出「乙太」（Ether）的概念，視其為宇宙萬物能量與意識場的基底結構，一種無形卻無所不在的網絡。

連結所有生物場與心念波動

儘管當代物理學尚未能以嚴謹的實驗方式直接證實乙太的存在，其概念早已被廣泛應用於古代哲學、能量醫學與現代量子意識理論中。而在實際生活中，透過冥想、靈氣療癒（Reiki）、呼吸練習、聲波療法（如頌缽與脈輪音頻）等等方式，都能發現意識狀態以及能量場的改變。

例如，僅僅透過冥想、靈氣療法可以改變自己甚至群體的腦波以及自律神經的狀態，都強烈暗示：意識並非孤立存在於大腦內部，而是與全身的能量場及外在環境共同振動、共鳴的動態系統。

乙太，被假設連結所有生物場與心念波動的媒介，使得每個生命體的狀態都可能對他者產生非局域性影響；它或許就是這場非局域交互的物理基礎。

量子醫學與人體場的量化探索

傳統醫學著重於可見、可測的生理結構與生化反應，然而隨著量子物理的發展，人類開始重新思考生命的本質：是否有比肉眼所見更深層的場域控制著健康與疾病？這個問題催生了量子醫學（Quantum Medicine）的興起。

量子醫學主張：人體不只是生化反應的集合，更是一個精密的能量場（biofield）與意識系統的總和。身體內外的電子狀態、自旋、波動、共振，都可能參與調節健康，甚至在疾病尚未出現結構變化前，便能偵測出能量層面的失衡。

這套觀點不僅延伸了對疾病的理解，也引發了對「人體場」（human biofield）的量化探索。現代科學開始嘗試用先進技術來捕捉這些非傳統訊號，包括：

- **EEG（腦波圖）與 MEG（腦磁圖）**：量測腦部電磁活動與同步性
- **HRV（心律變異性）與心磁場感測**：作為自律神經與「心場」穩定度指標
- **GDV（Gas Discharge Visualization 氣體放電圖像技術）**：用來觀察人體氣場與能量分布
- **fMRI 與 PET 掃描**：揭示冥想、信仰與內在覺察對神經網絡的影響

更重要的是，透過這些儀器與數據，原本屬於玄學、氣功、能量療法中的「氣」與「場」開始被量化、模型化。研究顯示：意識狀

態（如愛、恐懼、專注、覺察）會改變微細的磁場與腦波協調，甚至能夠影響周遭的人產生了同頻共振情緒感染的現象。

這不僅顛覆了我們對「健康」的定義，也開啟了未來醫學與科技融合的嶄新篇章——以頻率與場作為療癒語言，以量子模型解釋人與宇宙的連結。

光療的精準化與量子通訊的可能性

隨著光生物學與量子物理的交叉研究不斷深入，未來醫學將更清楚理解：

· 光線如何影響粒線體與細胞能量運作

· 人體如何接收光頻率中的資訊

· 陽光如何成為意識與量子訊息之間的通訊介質

這將讓光療不再只是「加熱或刺激」，而是發展為結合頻率、時段、人體訊息場的個人化精準醫療工具。例如：針對不同疾病或器官，使用對應波段（如紅光、近紅外線、藍光、UV）進行能量修復，或是以光為載體結合頻率訊息傳遞共振意圖。

這些發展強化了光作為療癒媒介的角色，也讓我們重新認識：陽光，始終是最自然、最根源的藥物。

9.4 人工智能取代能量醫學的可能性

在近幾年，人工智慧（AI）已如火如荼地在各領域迅速發展，尤其在主流醫學中的應用已相當廣泛。不論是大數據分析、疾病診斷、醫學影像判讀，甚至外科手術中機器手臂的操作系統，都展現出高度的精準與效率，逐漸具備取代臨床專業醫師部分工作的潛力。

人工智慧無法真正觸及與取代

這場科技革命為人類文明開啟了嶄新的可能性，也幾乎是一條無法回頭的不歸路。然而，這種快速進步的同時，也帶來一種深層的焦慮感，當人們原本引以為傲的專業技能變得可被取代，我們開始質疑「存在的意義」與「人的價值」究竟是什麼。

人工智慧的本質，是透過龐大的資訊投餵與演算邏輯不斷的學習與優化，其強項在於「資料整合」、「模式預測」與「效率極大化」。但對於能量醫學的領域而言，尤其是關於意識、靈性與生命本質的探討時，AI 的能力就顯得侷限。

能量醫學所關注的不僅是肉體與器官的功能，更涉及人類內在的能量場、意念、情緒振動，甚至是與宇宙生命場的共振。在這樣的層次中，所謂的「療癒」往往不只是來自技術的介入，而是來自一種高頻共振、一種靈性的存在與意識的觸動。這些是目前的人工智慧無法真正觸及與取代的。

即使 AI 能模仿人類的喜怒哀樂，進行情緒分析與語言生成，但它仍缺乏真正的「體驗性存在」（experiential being）。AI 沒有情感的根源，沒有靈魂的經驗，也無法跨越那道通往靈性意識的門檻。

因此，隨著 AI 在醫療領域的迅猛發展，我們更應重視並守護那不可被取代的價值，人的靈性本質、意識的深度，以及療癒中那來自生命場的真正連結。

9.5 熵的概念：從熱力學走向養生智慧

熵（Entropy）是一個物理學描述分子動能的名詞，宇宙由有序走向無序的自然傾向。根據薛丁格所述：「生命是持續對抗熵增，維持秩序的過程。」

現代生活環境導致人體快速增熵

生命必然走向滅亡，增熵就是代表體內的大大小小的粒子運作會從井然有序逐漸走向雜亂不受控的過程，最終能量耗盡而失去動能而導致死亡。而減熵就是透過各種的養生方式來增強生命力，減緩增熵的速度，達到生命的延長，健康長壽的目的（參見右頁圖）。

例如，原本剛入住的新居整理的井然有序，但一段時間後就逐漸變得雜亂不堪，這就是增熵。但是，如果我們隨時整理保持清潔的居家環境，雖然家俱還是會老舊，但是老舊損壞的速度會很慢。隨時整理保持有序清潔煥然一新的環境，讓人感覺充滿了生命力就是減熵。

由此可見，不難發現對於人體而言減熵就是維持生命、永保青春的關鍵。現代人透過生物駭客的各種養生方式，共同的目的就是透過追求減熵來延長壽命。

時間增熵(entropy)／生命力減熵

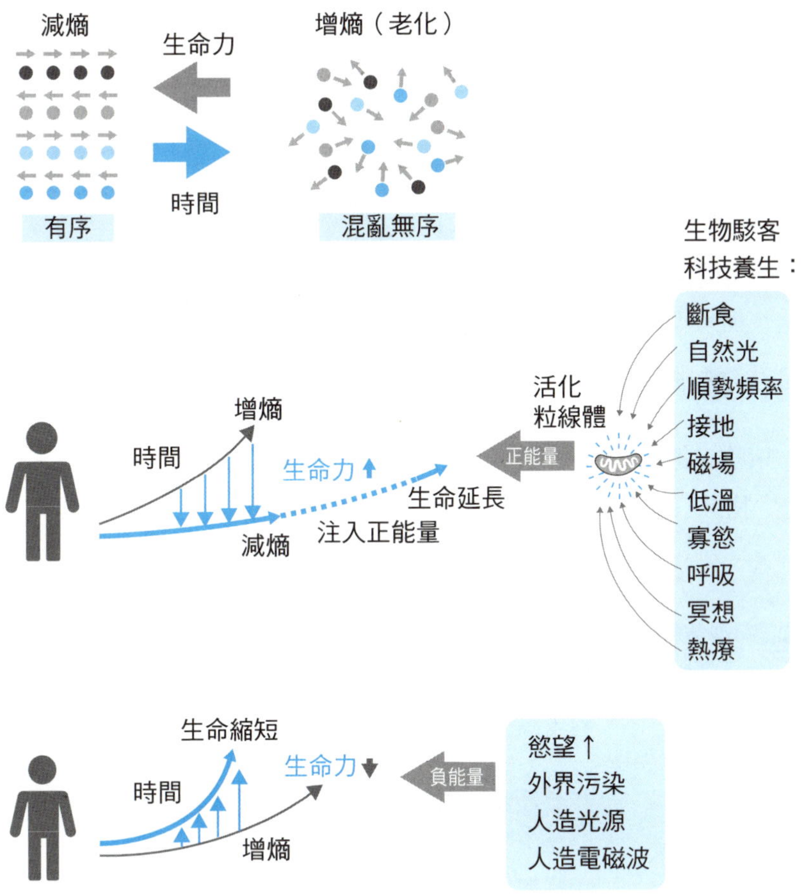
減熵
生命力
增熵（老化）
有序
時間
混亂無序
生物駭客
科技養生：
斷食
自然光
順勢頻率
接地
磁場
低溫
寡慾
呼吸
冥想
熱療
活化
粒線體
正能量
增熵
時間
生命力
生命延長
注入正能量
減熵
生命縮短
時間
生命力
負能量
增熵
慾望↑
外界污染
人造光源
人造電磁波

現代人的生活環境導致人體快速增熵，例如：

- **電磁污染（EMF）**
- **藍光干擾**
- **環境毒素**
- **錯誤的飲食習慣**
- **生活過於複雜，資訊過載**

這些因素都加速人體的內部混亂，提升慢性病風險。

現代減熵策略的實踐：從玄學到生物駭客的科技養生

古老的道家智慧「道法自然、清心寡慾、食氣靜坐」，其實與現代生物駭（Biohacking）客的科學手法高度契合：

傳統智慧 vs. 現代減熵實踐

傳統智慧	現代減熵實踐
日出而作 日落而息	利用陽光調整生理時鐘
清心寡慾	冥想呼吸、內觀訓練，改變大腦狀態，平衡自律神經與內分泌系統
順天養氣	赤腳接地、接觸陽光，讓身體充滿電子，中和自由基
清食淡飯	間歇性斷食、低過敏飲食，誘發自噬反應，提升免疫力
道法自然	接收大自然的共振頻率，同時避免曝露在人造電磁波環境，維持免疫功能，激發自癒生命力

9.6 未來醫學：將是能量與意識的醫學

未來醫學的核心不再是「對抗疾病」的藥物，而是調整能量、資訊與意識狀態的整合療法。

邁入全面觸及身心靈的新醫療文明

當醫學能夠掌握如何藉由能量醫學與信息醫學來維持生命力，我們將邁入一個全面觸及身心靈全新的醫療文明：

- **不再只是醫治器官，而是能量場的共振**
- **不再只是處理症狀，而是重建身心靈的秩序**
- **不再只是消除病痛，而是意識的進化，重新解讀生命的意義**

解密粒線體② 光優化粒線體
從量子生物學掌握能量醫學，療癒身心靈

作　　者：李政家
特約編輯：黃信瑜
美術編輯：蔡靜玫
封面設計：謝彥如
插　　畫：蔡靜玫

社　　長：洪美華
總 編 輯：莊佩璇
副總編輯：顧　旻
主　　編：何　喬
出　　版：幸福綠光股份有限公司
地　　址：台北市杭州南路一段 63 號 9 樓
電　　話：(02)23925338
傳　　真：(02)23925380
網　　址：www.thirdnature.com.tw
E-mail：reader@thirdnature.com.tw
印　　製：中原造像股份有限公司
初　　版：2025 年 9 月
郵撥帳號：50130123 幸福綠光股份有限公司
定　　價：新台幣 420 元（平裝）
本書如有缺頁、破損、倒裝，請寄回更換。
ISBN 978-626-7254-82-0

總經銷：聯合發行股份有限公司
新北市新店區寶橋路 235 巷 6 弄 6 號 2 樓
電話：(02)29178022 傳真：(02)29156275

國家圖書館出版品預行編目資料

解密粒線體② 光優化粒線體：從量子生物學掌握能量醫學，療癒身心靈／李政家著 -- 初版 . -- 臺北市 : 幸福綠光 , 2025.09
面；　公分

ISBN 978-626-7254-82-0 (平裝)
1. 自然療法 2. 健康法 3. 能量
418.99　　114006432

新自然主義